健康上海绿皮书

（2023）

孙洁　主编

上海人民出版社

目　录

前言　/ 1

总报告

"健康上海"行动综合评价报告（2022）　/ 3

专题报告

健康生活

2021 年上海市健康素养调查报告　/ 35

中医药素养提升及中医文化普及推广研究——基于 2021 年上海市中国公

民中医药健康文化素养数据分析　/ 55

健康服务

上海医药产业与医疗服务业融合发展研究　/ 76

健康上海与老年教育——基于积极老龄化视角　/ 97

健康保障

健康上海视域下的医疗保障高质量发展策略研究　/ 120

城市定制型商业健康险发展现状的若干思考　/ 131

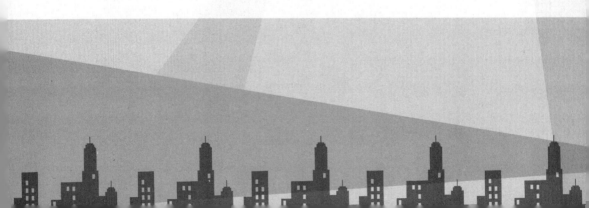

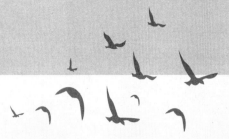

健康环境

上海市现制现售业态发展及食品安全现状分析 / 146

健康产业

上海医疗器械行业发展状况与展望 / 155

上海生物医药智能制造研究：方向研判与对策建议 / 173

生物医药产业创新生态系统解析及指标体系初探 / 187

上海合成生物学发展的现状、问题与对策 / 203

健康能级

DRG/DIP 付费改革下的医保智能监管 / 214

基于医疗大数据的市级医院急诊急救一体化平台建设研究 / 223

典型案例

国外健康服务业园区发展的案例经验及对上海的启示 / 233

前 言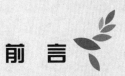

　　为了更好地推动健康上海建设，客观评价健康上海建设水平，上海社会科学院健康经济与城市发展研究中心每年组织编写《健康上海绿皮书》，2023 年是跟踪研究、连续出版的第五年。

　　《健康上海绿皮书（2023）》紧紧围绕《健康上海行动》的中心工作，聚焦健康上海"普及健康生活、优化健康服务、完善健康保障、建设健康环境、发展健康产业、提升健康能级"六大战略举措，通过总报告与分报告相结合的方式，力求以翔实的数据、客观的分析，深入探讨健康上海建设并总结经验、反馈问题。总报告板块中，《健康上海监测评估》对健康上海建设的现状与 2022 年的进展进行了综合评估，掌握健康上海行动的推进实施成效和指标完成情况，全面、客观、科学地反映健康上海行动的实施情况与水平。分报告立足于六大领域，从细处出发，深入剖析健康上海建设的各个领域进展。健康生活板块探讨了上海健康素养、中医药素养的提升；健康服务板块针对医药产业和医疗服务业融合发展展开研究，同时也在关注积极老龄化视角下的老年教育问题；健康保障板块聚焦医疗保障的高质量发展，对城市定制型商业健康险提出了看法和思考；健康环境板块的关注点主要在食品安全领域；健康产业板块围绕医疗器械和生物医药，探讨了创新生态系统构建、智能制造发展以及合成生物学等新兴技术领域的进展；健康能级板块针对医疗服务和医疗保障，对基于大数据的急诊急救一体化平台建设和医保智能监管进行了深入研究。案例部分介绍了国外健康服务业园区的发展经验，并提出了几点对上海的启示。

　　本书在研究和编撰过程中，得到了上海市卫生健康委员会、上海市医疗保障局、上海市市场监督管理局、上海市健康促进中心、上海市卫生和健康发展研究中心、上海市药品和医疗器械不良反应监测中心、上海申康医院发展中心、上海市生物医药产业促进中心、上海市生物医药行业协会、上海市生物医药科技发展中心等单位的支持和帮助，在此一并表示感谢。

上海社会科学院健康经济与城市发展研究中心

2023 年 4 月

总报告

"健康上海"行动综合评价报告（2022）

"健康上海行动监测评估"课题组

为贯彻落实《健康中国行动（2019—2030 年）》和《健康中国行动监测评估实施方案》，推进实施《健康上海行动（2019—2030 年）》，掌握健康上海行动的推进实施成效和各项指标完成情况，全面、客观、科学地反映健康上海行动的实施情况与水平，上海社会科学院健康经济与城市发展研究中心作为第三方评价机构，用科学、专业的方法对2022 年健康上海行动的推进工作进行监测评估。

一、健康上海行动监测评估指标进展情况

《健康中国行动监测评估实施方案》提出健康影响因素控制、重点人群健康促进、重大疾病防控、健康服务与保障、健康水平及健康产业 6 大领域，共 64 项核心指标；2021 年健康中国行动监测评估指标在其基础上新增 3 项指标，删减 1 项指标，形成 66 个核心指标。

2022 年，上海在 6 大领域、66 项指标中，暂有 24 项指标数据未能获取[①]，包括"15 岁以上人群吸烟率（％）"预计 4 月出台 2022 年

[①] 数据获取截止时间 2023 年 3 月 31 日。完整的统计分析待指标数据及区级层面数据获取完全后展开。

表 1　健康上海监测评估指标体系

维度	序号	指标	2022 年目标值
健康影响因素控制	1	居民健康素养水平（%）	≥ 22
	2	建立医疗机构和医务人员开展健康教育和健康促进的绩效考核机制	实现
	3	建立并完善健康科普资源库	实现
	4	构建健康科普知识发布和传播机制	实现
	5	经常参加体育锻炼人数比例（%）	≥ 37
	6	人均体育场地面积（平方米）	1.9
	7	15 岁以上人群吸烟率（%）	＜ 24.5
	8	无烟党政机关建成率（%）	基本实现（≥ 90）
	9	居民心理健康素养水平（%）	20
	10	精神科执业（助理）医师（名 /10 万人）	3.3
	11	居民饮用水水质达标率（%）	明显改善
	12	农村自来水普及率（%）	85
	13	农村卫生厕所普及率（%）	75
	14	全国城市生活垃圾无害化处理率（%）	99.3
	15	城市人均公园绿地面积（平方米）	14.36
	16	地级及以上城市空气质量优良天数比率（%）	—
	17	居民环境与健康素养水平（%）	≥ 15
重点人群健康促进	18	产前筛查率（%）	≥ 70
	19	新生儿遗传代谢性疾病筛查率（%）	≥ 98
	20	农村适龄妇女宫颈癌和乳腺癌筛查区县覆盖率（%）	≥ 80
	21	孕产妇系统管理率（%）	＞ 90
	22	3 岁以下儿童系统管理率（%）	＞ 85
	23	7 岁以下儿童健康管理率（%）	＞ 85
	24	国家学生体质健康标准达标优良率（%）	≥ 50
	25	符合要求的中小学体育与健康课程开课率（%）	100
	26	中小学生每天校内体育活动时间（小时）	≥ 1

维度	序号	指标	2022 年目标值
重点人群健康促进	27	全国儿童青少年总体近视率（%）	力争每年降低0.5 个百分点以上
	28	学校眼保健操普及率（%）	100
	29	配备专职校医或保健人员的中小学校比例（%）	≥ 70
	30	配备专职心理健康教育教师的中小学校比例（%）	80
	31	接尘工龄不足 5 年的劳动者新发尘肺病报告例数占年度报告总例数比例（%）	明显下降
	32	辖区职业健康检查和职业病诊断服务覆盖率（%）	≥ 80
	33	65 岁以上老年人规范化健康管理覆盖率（%）	≥ 60
	34	医养结合机构数量（家）	持续增加
	35	二级以上公立综合性医院设老年医学科比例（%）	≥ 50
	36	三级中医医院设置康复科比例（%）	75
重大疾病防控	37	心脑血管疾病死亡率（1/10 万）	≤ 209.7
	38	70 岁及以下人群慢性呼吸系统疾病死亡率（1/10 万）	≤ 9.0
	39	30—70 岁人群因心脑血管疾病、癌症、慢性呼吸系统疾病和糖尿病导致的过早死亡率（%）	≤ 15.9
	40	高血压患者规范管理率（%）	≥ 60
	41	糖尿病患者规范管理率（%）	≥ 60
	42	乡镇卫生院、社区卫生服务中心提供中医非药物疗法的比例（%）	100
	43	村卫生室提供中医非药物疗法的比例（%）	70
	44	传染病疫情和突发共卫生事件报告责任落实	100
	45	健全疾控机构与城乡社区联动工作机制	—
	46	甲乙类法定传染病报告发病率（1/10 万）	< 240
	47	有效控制和基本消除地方病危害（分）	100
	48	以乡（镇、街道）为单位适龄儿童免疫规划疫苗接种率（%）	> 90

（续表）

维度	序号	指　　标	2022 年目标值
健康服务与保障	49	每千人口注册护士数（人）	—
	50	每千常住人口执业（助理）医师数（人）	—
	51	每万人口全科医生数（人）	—
	52	每千人口公共卫生人员数（人）	—
	53	每千人口医疗卫生机构床位数（张）	—
	54	千人口献血率（‰）	—
	55	个人卫生支出占卫生总费用的比重（%）	27.5
	56	基本医疗保险覆盖率（%）	—
	57	红十字应急救护培训人数（人）	每年新增200—300 万人
健康水平	58	人均预期寿命（岁）	77.7
	59	婴儿死亡率（‰）	≤ 7.5
	60	5 岁以下儿童死亡率（‰）	≤ 9.5
	61	孕产妇死亡率（1/10 万）	≤ 18
	62	城乡居民达到《国民体质测定标准》合格以上的人数比例（%）	≥ 90.86
健康产业	63	健康服务业总规模（万亿元）	—
2021年新增指标	64	严重精神障碍患者规范管理率（%）	—
	65	城乡居民医保政策范围内住院费用基金支付比例（%）	—
	66	地表水质量达到或好于Ⅲ类水体比例（%）	—

注：图中"—"表示暂无数据。

完成值数据，"个人卫生支出占卫生总费用的比重（%）"预计 5 月出台 2022 年完成值数据，"经常参加体育锻炼人数比例（%）"，"人均体育场地面积（平方米）"和"城乡居民达到《国民体质测定标准》合格以上的人数比例（%）"预计 6 月出台 2022 年完成值数据，"居民心理健康素养水平（%）"预计 7 月出台 2022 年完成值数据。"居民饮用水水质达标率（%）"，"地级及以上城市空气质量优良天数比率

（％）"，"每千人口注册护士数（人）"，"每千常住人口执业（助理）医师数（人）"，"每万人口全科医生数（人）"，"每千人口公共卫生人员数（人）"，"每千人口医疗卫生机构床位数（张）"，"千人口献血率（‰）"，"基本医疗保险覆盖率（％）"，"健康服务业总规模（万亿元）"，"严重精神障碍患者规范管理率（％）"，"城乡居民医保政策范围内住院费用基金支付比例（％）"，"地表水质量达到或好于Ⅲ类水体比例（％）"均没有2022年指标目标值数据。"国家学生体质健康标准达标优良率（％）"，"符合要求的中小学体育与健康课程开课率（％）"，"中小学生每天校内体育活动时间（小时）"，"配备专职校医或保健人员的中小学校比例（％）"，"配备专职心理健康教育教师的中小学校比例（％）"均没有2022年指标完成值数据。

因此文中按照42个监测指标来统计描述。其中38个指标已完成（以2022年目标值为准），4个指标尚未实现目标，完成度为90.5%；42个指标的平均完成率为93.7%，较好地完成了健康上海行动的目标要求。各行动领域指标评估情况如下：

表2　健康上海各领域监测评估指标完成度

领　　域	指标数量（个）	完成指标数量（个）	完成度（％）	指标平均完成率（％）
健康影响因素控制	11	10	90.9	96.6
重点人群健康促进	14	12	85.7	85.7
重大疾病防控	12	11	91.7	91.7
健康服务与保障	1	1	100.0	100.0
健康水平	4	4	100.0	100.0
健康产业	0	0	—	—

注：2021年新增的三项指标严重精神障碍患者规范管理率、城乡居民医保政策范围内住院费用基金支付比例、地表水质量达到或好于Ⅲ类水体比例分别计入"重点人群健康促进""健康服务与保障""健康影响因素控制"中。

1. 健康影响因素控制

上海市积极推进居民健康素养、健康科普、医疗卫生资源、城乡环境卫生等方面持续改善，推进各项工作落实和机制构建。2022 年，上海市在"健康影响因素控制"领域的 11 个指标中，有 10 个指标已完成目标，仅"城市人均公园绿地面积（平方米）"一项指标未完成，2022 年目标值要求 14.36 平方米，而 2022 年完成值为 9 平方米，"健康影响因素控制"领域指标完成度为 90.9%，11 个指标的平均完成率为 96.6%。

2. 重点人群健康促进

上海市围绕新生婴儿、妇女、儿童、中小学生、特殊行业劳动者、老年人等重点人群健康，积极加强产前、新生儿、适龄妇女疾病筛查，加强儿童健康管理，提升职业健康服务、老年人健康诊断覆盖率，推进卫生健康设施数量提升及结构优化。2022 年，上海市在"重点人群健康促进"领域的 14 个指标中，有 12 个指标已完成目标，仅"全国儿童青少年总体近视率（%）"和"医养结合机构数量（家）"两项指标未完成，2022 年目标值分别要求力争每年降低 0.5 个百分点以上和持续增加，而 2022 年完成值分别为 61% 和 326 家，"重点人群健康促进"领域指标完成度为 85.7%，11 个指标的平均完成率为 85.7%。

3. 重大疾病防控

上海市围绕心脑血管、慢性呼吸疾病、癌症、糖尿病、高血压、传染病疫情等疾病，加强规范管理，严格责任落实，健全工作机制，持续降低重大疾病死亡率、发病率，提升疫苗接种率、规范管理率，有效控制疾病危害。2022 年，上海市在"重大疾病防控"领域的 12 个指标中，有 11 个指标已完成目标，仅"甲乙类法定传染病报告发病率（1/10 万）"一项指标未完成，2022 年目标值要求小于 240/10 万，而 2022 年完成值为 313/10 万,"重大疾病防控"领域指标完成度为 91.7%,12 个指标的平均完成率为 91.7%。

4.健康服务与保障

上海市围绕居民健康服务需求,提升医疗机构服务水平,增加个人卫生支出比重,提升基本医疗保险覆盖面,积极构建全民健康服务体系。2022 年,上海在"健康服务与保障"领域的 1 个指标中,达到 2022 年目标值,完成度为 100%,达到预期目标。

5.健康水平

上海市积极提升各类人群健康水平,着力提升人均预期寿命,降低婴儿、5 岁以下儿童及孕妇死亡率,提升城乡居民体质。2022 年,在"健康水平"领域的 4 个指标中,全部达到 2022 年目标值,完成度为 100%,达到预期目标。

6.健康产业

上海市把健康产业作为支柱产业,积极提升健康服务业水平,并拓展药品、医疗器械、保健用品、保健食品、健身产品制造等产业。由于"健康产业"指标中没有 2022 年目标值数据,因此不纳入统计描述。

二、健康上海行动年度建设总体进展与成效

(一)各重点领域的总体进展

1.普及健康生活

从健康促进的源头入手,关注影响健康的行为和生活方式。

继续加强宣传教育引导。强化疫情群防群控,集结专家力量开发科学、权威、有引领性的防疫科普系列产品,包括《新冠肺炎消毒和防护系列科普培训工具包》《市民新冠防疫知识手册(1.0—3.0 版)》

《新冠肺炎疫情防控家庭消毒指导手册》等，电子书、有声书同步推出，通过全媒体、广覆盖、高效率传播，并为全国多省市引用。健康科普浏览阅读量超 20 亿人次。开展 2022 年上海市全民营养周系列健康主题宣传活动，围绕"会烹会选、会看标签"全民营养周活动主题，倡导"三减"（减盐、减油、减糖）、"三健"（健康口腔、健康体重、健康骨骼），普及营养健康知识。在视觉健康方面，围绕"近视防控宣传教育月""全国爱眼日"等重大活动时间节点发布"拥有健康双眼让孩子更好地探索未来"为主题的宣传短片；举办第 27 个全国"爱眼日"网络直播宣讲，为家长和学生以及学校近视防控人员宣传普及在抗疫日常和居家网课期间的儿童青少年眼健康科学知识。"开学护眼第一课"直播科普课程节累计收看 108 万人次，直播中点赞 400 万次。开展癌症防治科普专家访谈，通过上海疾控微信公众号、抖音号及海上名医直播平台进行网络直播，收看量超过 5 万人次；通过上海疾控微信公众号发布癌症防治健康教育科普文章 10 篇，阅读量超过 20 万。

倡导营养科学的饮食习惯。持续开展居民营养健康监测，组织"上海市居民膳食与健康状况监测"，开展母婴人群营养健康状况监测及随访，动态掌握营养摄入与重点人群健康状况的关系。研究制定上海市老年肌少症筛查及防治试点方案，推动建立医防融合、医养结合的老年营养工作制度体系。加强学生营养教育干预，研制及实施上海市学生营养午餐管理规范，同时与供餐公司合作开发适用于中小学生的标准化食谱，包含标准化操作过程、营养信息及图示等。组织开展居民营养健康知识知晓率调查，以黄浦、宝山、青浦和崇明等 4 个区作为监测点，共调查 18—64 岁居民 1680 名。

加快完善全民健身场地设施。2022 年新建和改建市民健身步道92 条、市民益智健身苑点 612 个、市民多功能运动场 77 片、市民健身驿站 92 个。全年新增职工健身驿站 60 个，累计建成职工健身驿站 80 个。新增长者运动健康之家 54 家，累计建成长者运动健康之家 94 家。都市运动中心数量达到 17 个。举行全民健身赛事活动。组织开展迎接北京冬奥会系列活动，在北京冬奥会开幕式倒计时 100 天内开展超 30 场迎冬奥活动，做到日日有冰雪场馆开放、周周有冰雪活动、月月有冰雪赛事，逾百万人次市民参与冰雪运动。创新打造运动促进健康新模式。广泛开展社区体育服务配送，2022 年共开展市级社区体育服务配送 7162 场，线下服务市民 11 万人次，线上受益市民 1900 多万人次。成立上海市运动促进健康专家委员会，打造体医融合智库，推动全民健身与全民健康融合发展。杨浦区、浦东新区入选全国第一批全民运动健身模范市（区），命名首批上海市全民运动健身模范街镇 17 个。开展"十五分钟社区生活圈"试点，推动包括体育健身设施在内的各类社区设施补短板行动。一方面织密社区公共空间网络，提升社区公共空间环境品质，社区绿地、广场可游可憩，满足不同年龄段人群活动需求，另一方面拓展市民身边的体育活动场所，加快推进各类社区体育设施和场地建设，拓展市民身边的全民健身空间，结合社区公园绿地、慢行步道等增加体育运动场地。创新提供多样化、特色化的体育健身设施，满足不同年龄段人群的健身需求。同时，鼓励学校的各类体育场馆向社区开放。

加强控烟行动，完善社会共治机制。上海是国内较早开展控烟工作的城市之一，2010 年 3 月，《上海市公共场所控制吸烟条例》实施，成为中国大陆地区首部省级人大颁布的控烟地方法规。10 多年来，上海成人吸烟率持续下降，2022 年为 19.4%，控烟成效全国领先，同时，启动了健康上海行动专项——"室外吸烟点示范建设项目"，首批 100 个"示范性室外吸烟点"在南京路步行街、金茂大厦、"一江一河"滨

11

水公共空间、公园绿地、会展场馆等沪上地标投入使用。全市已形成"12345"控烟投诉热线、"无烟上海"微信公众号、"健康云 Pro"小程序中的"控烟热力地图"3 条路径，方便市民参与督促场所进行控烟管理和整改。

推进学校心理健康建设。2022 年配备专兼职心理健康工作人员的中小学校比例目标值为 80%。2022 年实际情况为小学专职心理健康教育教师配备学校达标比例 86.75%，初中专职心理健康教育教师配备学校达标比例 92.86%，高中专职心理健康教育教师配备学校达标比例 95%，全部达到目标值。

开展疫情防控心理疏导。疫情期间多举措并举，筑牢药物保障防线，3 月 9 日至 6 月 5 日期间，全市药物维持治疗应急响应队伍累计为 49787 名患者提供帮助。线上响应市民需求，及时化解心理危机，截至 12 月 31 日，上海市心理热线 962525 年内累计接听 53510 通来电，处置危机来电 662 个。

2. 优化健康服务

关注全人群的健康促进，从疾病的预防和治疗到慢性病和重大传染病的防控，强化覆盖全民的公共卫生服务，创新医疗卫生服务供给模式，发挥中医"治未病"的独特优势。

在妇幼健康促进方面，深化儿科医联体建设，推进社区儿科诊疗服务全覆盖。充分发挥"7+6"危重孕产妇、新生儿会诊抢救中心作用①，全市危重孕产妇、危重新生儿抢救成功率分别为 99.1% 和 93.0%。加强妇女儿童全生命周期健康管理，印发《上海市退休和生活困难妇女妇科病、乳腺病筛查工作方案》。修订新生儿先天性心脏病筛查方

---

① 7 家危重孕产妇抢救中心 +6 家新生儿会诊抢救中心。

案，增设 17 家诊断网络单位。

在中小学健康促进方面，开展上海市儿童青少年健康促进模式优化与实践项目，完成体重、运动、睡眠、电子屏幕使用行为、心理卫生管理工具包研制，并在 5 个区 14 所学校开展试点验证。创建 48 家营养健康学校，研制上海市学生营养午餐管理规范，开发适用于中小学生的标准化食谱 100 套。

在职业健康促进方面，健全完善职业健康规范体系，筹建上海市职业病危害工程防护中心，印发《上海市职业病诊断机构备案管理办法》，取消行政审批改备案管理，细化人员和设备配置要求，并加强对职业病诊断机构的事中事后监管。制定《上海市放射卫生行政处罚裁量基准》，规范卫生健康行政执法行为，增强放射卫生领域行政处罚裁量合理性。总结健康园区试点建设经验，2022 年已有 34 家企业通过市级验收评估。

在老年健康促进方面，研究制订《上海市健康老龄化行动方案（2022—2025 年）》。明确推进健康老龄化的指导思想、基本原则、行动目标，提出 14 项指标和八个方面 28 项重点任务，以项目化方式推动健康老龄化。深化医养结合，开展 2022 年度医养结合机构服务质量提升行动，全市 334 家医养结合机构均按照要求开展自查，市、区卫生健康委对 303 家机构进行抽查（占 90.7%），抽查力度较 2021 年（65.7%）进一步加强，针对发现的问题进行分类指导、督促整改，不断提升医养结合机构服务质量。全面推进老年友善医疗机构建设，完成第三批共 97 家老年友善医疗机构建设。2022 年共建设完成三批次 631 家老年友善医疗机构，重点机构建设率超过 90%，提前完成国家健康老龄化"十四五"建设目标。

在特别群体的公共服务方面，交通无障碍设施及母婴设施建设持续优化。2022年完善盲道75公里，外环以内人行道进出口无障碍坡道设置率保持100%。轨道交通全网配置无障碍电梯1100余台，实现全覆盖；线网车站盲道全覆盖；20条线路508座车站共配置690块上下车无障渡板，配置率达100%。结合现状需求布置母婴设施。分析母婴出现频率及母婴设施需求，结合第三卫生间、无障碍厕间、女厕按规范进行改建或新增母婴设施，新建线路将第三卫生间（含母婴设施）作为基本配置。

优化高血压、糖尿病筛查和管理措施，稳步提升患者社区管理质量。2022年完成慢性病健康风险评估263.18万人，完成高血压、糖尿病筛查361.80万人次，发现指标异常对象11.96万人。全市管理高血压、糖尿病等慢性病患者253.20万人，其中高血压230.75万人，糖尿病及前期77.11万人。所有管理对象规范管理率为79.27%。2022年，新增三家脑卒中急救地图单位，全市脑卒中急救地图单位（卒中中心）达到60家，进一步提高"脑卒中60分钟黄金救治圈"的救治可及性。

不断提升肿瘤防治水平。加强肿瘤登记报告监测数据质量，推进信息化报病工作，全市158家肿瘤报告责任医院共报告10万余例。常见恶性肿瘤诊断时早期比例40.55%。继续实施"医防融合"慢性病综合服务管理项目，开展大肠癌DNA甲基化筛查技术社区试点工作，完成1.5万人的DNA甲基化检测，基于上海疾控健康风险自测小程序的大肠癌自主风险评估和筛查管理系统正式上线，提升筛查可及性，累计完成近11万人自主筛查试点工作。

加快推进儿童青少年屈光和视力筛查，连续三年完成4—18岁在园在校儿童青少年全覆盖筛查。推进儿童青少年近视筛查、转诊、干预动态分级视觉健康管理，2021年儿童青少年总体近视率出现三十多年来首次下降。招募10家三级医疗机构成为首批市级视觉健康规范诊治中心，完善"市—区—社区"三级视觉健康综合服务管理体系。

持续优化慢病服务管理。建成慢性病多因素风险综合监测与评估应用支撑信息系统，完成慢性病健康风险评估 194.18 万人，慢性病筛查 279.34 万人次。社区慢性病健康管理信息化建设实现全市 16 区全覆盖应用，实现"以人为核心"的多病种整合健康管理模式。

全面拓展传染病综合监测预警体系。建设"基于多源数据的传染病综合监测预警和应急处置信息平台"，实现与免疫接种、传染病报告、气象等多个系统互联互通。完善疫情直推系统建设。在 2019 年完成疫情直推系统的软件开发、系统验收、2020 年对新型冠状病毒肺炎对应的病例报告、2021 年对字典版本维护、浏览器版本兼容性、插件滚动等在内的系统功能调整开发的基础上，2022 年进一步调整与优化功能，完成包括智能提醒触发调整及预判规则、病种附卡字段调整、暂存功能个性化设置、新冠字段新增等功能调整，继续推进与国家全民健保系统的对接，实现与传染病综合监测预警和应急处置信息平台数据推送。疫情直推系统实现全市双轨运行。2022 年度完成系统在所有传染病网络直报机构（含公立和民营医疗机构）部署应用，系统覆盖 95% 以上的重点科室，推进双轨运行，进一步减轻基层医疗机构的传染病监测压力，推进医疗机构和疾控机构的"医防融合"，加强信息的共享与利用与疫情综合分析。截至 2022 年底，系统已在全市 530 家机构（含疾控中心及医疗机构）运行，部署智能提醒医生工作站 3.5 万余个、设置医疗机构及疾控中心账户 6.3 万余个。系统完善了传染病监测预警实践所亟须的信息直报、共享与预警平台，逐步有效支撑基于"医防融合"大数据的传染病监测、预警和防控。

深入推进疾控体系现代化建设。区疾病预防控制中心达标建设和能力提升工程八大领域基本全部达标。15 个区疾控中心制定实施新改扩建规划，3个区已完成改建。提升卫生应急体系能力。建立公共卫生应急处置预备队，建成上海市疾病预防控制预备队培训基地。市疾病预防控制机构应急作业中心已完成"数智疾控"平战结合应急指挥系统、实训中心、应急值守中心等实体建设方案。探索航空医疗救护发展模式，复旦大学附属中山医院、复旦大学附属华山医院、上海交通大学医学院附属瑞金医院、上海市第一人民医院和上海市医疗急救中心共五家医疗卫生机构参与深化航空医疗救护联合试点工作，逐步完善航空医疗救护服务标准，积极开展与相关民用航空企业的合作。依托瑞金医院设立的国家航空医疗救护培训基地已于2022年9月正式启动试运行，为进一步健全完善航空医疗救援专业人员教育培训体系提供了保障。

推进市级医院开展肿瘤综合诊治中心COC建设。形成《上海市级医院肿瘤综合诊治中心建设与运行方案（试行版）》，共计16家市级医院17个院区参与试点。聚焦各医院擅长瘤种，形成24个试点瘤种，拟通过半年至一年的试点建设，形成可在市级医院面上推广的该瘤种的全疾病周期管理方案。提升市级医院医企融合临床研究创新策源能力。全面启动实施第二轮临床三年行动计划，由示范性研究型病房建设和研究型医师创新转化能力培训项目组成，同时启动了"申康—联影联合科研发展计划"，立足"研发＋临床＋制造＋应用"，支持基于国产自主创新设备的重大临床应用研究。稳步推进临床研究体系规范化、标准化建设，完成"临床研究中心建设规范"的制定，有望成为全国首个临床研究中心（CRU）建设的地方标准。

全面推进国家中医药综合改革示范区建设。出台《关于加强本市公立医院中医临床重点专科（学科）建设与临床研究协同创新的实施意见》，从5个方面提出19项具体举措，打造科创引领中医药临床发展新模式。搭建中医药传承创新平台，龙华医院、曙光医院、岳阳医院3家市级医院进入国家中医药传承创新中心项目储备库，数量居各省首位。促进中医药健康宣传，持续推进中医药进校园工作，形成上海中医药大学牵头，各区协同，覆盖全市4所附属学校、16所试点学校、若干联系学校的工作网络，打造开放的"中小学中医药知识科普平台"，推出近视眼、青少年肥胖防治服务包，深化中医药文化传播内涵，提升青少年健康素养。提升基层中医药服务能力，2022年建成50家中医药特色示范社区卫生服务站点（村卫生室），满足居民家门口的优质中医服务需求。

全面推进家庭医生签约服务。全市累计家庭医生签约超过910万人，签约率超过35%。印发《上海市家庭医生签约服务质控标准（2022版）》，建立市级家庭医生签约服务质控管理信息系统，开展分层分类签约服务质控，提高签约服务质量。继续推进示范性社区康复中心建设，2022年提前超额完成45家示范性社区康复中心，全市示范性社区康复中心总量达到91家。2022年开展对首批24家"功能社区"社区卫生服务试点单位进展进行定期监测。研究将社区卫生服务更有效地延伸至学校、产业园区、办公楼宇、企事业单位、养老机构等区域。

3. 完善健康保障

通过健全全民医疗保障体系，加强各类医疗保障制度整合衔接，完善医疗保障管理服务体系，实现医疗保障的长期可持续发展。

深化长护险试点。继续推进长护险长三角延伸结算，新增试点机构17家，并首次覆盖安徽省。全市长护险延伸结算试点机构总数已达32家，为失能老人异地养老提供更多选择。截至2022年年底，全市共有25.51万人申请了统一需求评估，已完成需求评估的25.26万人，共有

54.18 万人享受了长护险的护理服务，其中养老机构护理 10.45 万人。

深化医保支付方式改革。印发《上海市 DRG/DIP 支付方式改革三年行动计划实施方案（2022—2024 年）》《上海市 DRG/DIP 支付方式改革三年行动计划实施方案重点任务分解表（2022—2024 年）》，加快协同推进支付改革。在国家医保局组织的支付改革交叉调研评估中，上海的总体评价优秀。研究探索符合精神、康复和护理等长期住院按病种床日付费，测算病种按床日付费方法与范围。截至 2022 年年底，已实现符合条件的 26 家三级医院 DRG 付费试点全覆盖，区级定点医院 DIP 付费试点全覆盖。

支持中医药传承创新高质量发展。探索"中西医同病同效同价"，稳步推进中医优势病种按疗效价值付费试点，优化完善疗效价值考评机制。印发《关于开展上海市中医优势病种按疗效价值付费试点工作的通知》，聚焦多方协同，开展试点工作，并对运行数据开展分析研究。

完善医保药品目录，依托"阳光平台"，及时监测新增药品采购量，按月监测谈判药品使用情况。加快推进"双通道"药店扩面，优先将国家谈判药品纳入"双通道"管理范围，确保每个区至少有一家药店纳入"双通道"管理，提高重大疾病患者用药可及性。截至 2022 年年底，51 家药店纳入"双通道"。

推动商业健康保险发展，满足多层次、多样化健康保障需求。持续推进个人账户购买商业健康险，做好新一轮"沪惠保"产品开发上线等。2021 年版"沪惠保"累计赔付达 7.96 亿元，赔付 23.7 万人次，充分体现了产品的惠民公益属性。2022 年版"沪惠保"，补足并增加了国内特药数量，新增"海外特药费用"和"CAR-T 治疗药品费用"两块特药保障，进一步优化产品保障责任，更好满足群众多层次医疗保障需求，更好支持新药以及细胞治理等新技术的创新支付。2022 年版"沪惠保"上线后，合计投保 653 万人，保费收入 8.4 亿元，80% 的投保人为第二年连续投保。截至 2022 年年底，2022 年版"沪惠保"累计赔付金额 1.44 亿元，赔付 6.5 万人次。

4．建设健康环境

开展大气、水、土壤等污染防治，加强食品药品安全监管，建设健康城市和健康村镇，最大限度地减少外界不良因素对健康的影响。

重视海绵城市建设，注重顶层设计，从理念、体制机制、政策、标准等系统推进全市海绵城市建设。2022 年城市建成区 55.44 平方公里达到海绵城市建设要求，截至 2022 年底，城市建成区共 358.9 平方公里达到海绵城市建设要求。2022 年建成 100 个建筑与小区、公园与绿地、道路与广场、水务系统等海绵示范项目。绿色空间稳步拓展。绿化林业建设方面，2022 年新增森林面积 5.1 万亩，森林覆盖率达到 18.51%；新建绿地 1055.3 公顷（其中公园绿地 512.8 公顷），人均公园绿地面积预计达到 9 平方米；新建绿道 232 公里、立体绿化 44.6 万平方米。全年新建公园 138 座，其中城市公园 39 座，口袋公园 69 座，乡村公园 30 座，全市城乡公园数量达到 670 座。公园城市建设方面，推动"公园+"与"+公园"建设，推进公园与院校合作，因地制宜拓展 40 多项公园主题功能。全市收费公园减至 12 座。

加强大气、水、土壤环境保护。2022 年环境质量总体持续改善，环境空气质量指数（AQI）优良率为 87.1%。细颗粒物（PM2.5）年均浓度为 25 微克／立方米，同比下降 7.4%。地表水环境质量改善，40 个国控断面中，优 III 类水质断面比例为 97.5%，较 2021 年上升 2.5 个百分点；无 V 类和劣 V 类断面。在各省市污染防治攻坚战考核中，上海被评为优秀，排名全国第二。居民环境与健康素养有所提升。根据2022年全国居民生态环境与健康素养监测总体实施方案开展，2022年初步测评结果为36.18%，高于2020年和2021年第一轮（18.78%）和第二轮（33.24%）测评结果。

持续构建安全的食品环境。2022年，主要食品的食品安全总体监测合格率为99.6%，同比下降0.1个百分点；全市食用农产品和食品抽检量达到10批次/千人，集体性食物中毒事故年报告发生率<4例/10万人；市民食品安全基本知识知晓度评分为90.6分，同比提高3.3分；市民食品安全状况总体满意度评分为90.0分，同比提高1.1分；全年未报告发生集体性食物中毒事件，未发生重大食品安全事故。加强源头管控。加强农产品质量安全检验检测体系建设，9个涉农区的农产品区级检测机构均通过CMA、CATL双认证。严格上市食用农产品常规农兽药残留超标治理，累计开展快速检测85.6万批次、地产农产品质量安全定量检测28664批次，定量检测量达到1.57批次/千人。加强全程监管。在全国率先建立食品生产企业信用风险分级及预警制度，健全食品生产企业信用风险分级体系，出台《上海市食品生产企业食品安全风险分级与信用分类管理办法》，统筹食品生产行业风险和企业信用风险分类管理，构建有22个指标的食品生产企业信用风险分类体系模型，并明确9项食品生产企业风险预警的情形。全市已完成创建"食品安全示范街区（商圈）"108个，网络食品安全示范店2826家，实体示范店11119家。加强综合治理。强化上海市食品安全信息追溯平台建设，全市9万余家食品生产经营单位纳入追溯平台，累计可查询追溯数据约19亿条，应追溯食品信息覆盖率、上传率达100%。

加强农药、肥料投入品质量监管。将农药实名销售纳入2022年乡村振兴重点任务，农药经营者电子台账实施率达100%，农药实名销售档案完整率为99.6%，远高于95%的年度考核要求。完善有机肥监管方式，2022年农药、有机肥料例行抽检合格率分别为97%和93.5%，农药监督抽查合格率为92%。推进兽用抗菌药减量化行动，确定42家养殖场为参加上海市第一批兽用抗菌药使用减量化行动养殖场。提升地产农产品质量。全面开展地产农产品质量安全监测。坚持常规与飞行检测结合、例行与监督并重，强化"双随机"①。累计完成地产农产品定量检测28664批次，总体合格率99.7%。全面推进农产品绿色高质量发展。关注全产业链发展，支持32项预研制标准，制定葡萄、桃、梨、柑橘和草莓全产业链生产规范，聚焦嘉定马陆葡萄、金山蟠桃和松江松林猪肉，开展全产业链标准化示范基地创建。全市有效期内绿色食品企业987家、产品1902个、产量124.83万吨，认证率达30.9%，超额完成25%的年度覆盖率目标。

实现全方位、全过程的动态监管。全面归集了覆盖全市14万个水箱的清洗消毒、水质卫生指标数据，覆盖全市8670个居民住宅小区，初步实现卫生健康行政部门与行业管理部门、供水单位、供水设施管理单位等单位在居民小区集中式供水、二次供水、现制现售饮用水和管道分质供水等各种供水形式上的数据互通和共享。初步实现通过"扫码知卫生"的生活饮用水卫生管理数据公示，数据准确率达90%。基本实现一级及以上医疗机构医疗废物智能化管理。截至2022年12月，共有594家医疗机构医疗废物信息化数据实时接入全市医疗卫生机构医疗废物可追溯管理系统。

5. 发展健康产业

由于健康产业覆盖面广、产业构成复杂、涉及部门和主体较多，

---

① 指随机抽取检查对象；随机选派执法检查人员。

健康产业的范围与边界、产业属性与发展规律、新兴业态与特点等问题仍需要深入研究。在实践领域，重点提升生物医药产业发展水平，积极发展休闲健身产业，鼓励支持医疗旅游等健康服务新业态。

支持和鼓励创新研发。投入资金支持生物医药企业技术研发和产业化。2022年落实专项资金5000余万元，支持创新药品和高端医疗器械核心技术攻关、关键专业化服务平台建设、创新产品上市后再评价等方面的项目16个。加快创新型研究机构建设。成立上海市病毒研究院，打造具有国际影响力的病毒学研究创新策源地和转化高地。加快创新药品与医疗器械研发。新冠应急药物与疫苗研制取得积极进展，中科院上海药物所和君实生物的抗病毒小分子药物VV116进入Ⅲ期临床试验，上药康希诺的腺病毒吸入式疫苗量产上市。原创药械研发和上市取得实质进展，2022年4个Ⅰ类创新药和6个创新医疗器械获批上市，数量位居全国前列。

加强生物医药集聚区建设。"1+5+X"园区的产值已经占到全市生物医药产值的90%。生物医药产业周期间，项目投资签约总投资达325亿元，其中"1+5"特色产业园区占总投资额近70%。此外，还累计推出7个市级生物医药特色产业园区。根据产业发展需要和各区实际打造细分领域创新产业基地，挂牌外高桥进口医疗器械智造基地、奉贤生命信使基因药物两家细分领域创新产业基地。

举办国际活动扩大上海生物医药产业国际影响力。2022年第二届上海国际生物医药产业周汇集近200名顶级科学家（包括近30名诺奖得主和中外院士）、百余名顶级投资人（包括易方达、海通证券等60余家机构主要负责人）、千余顶尖企业家（包括罗氏集团、波士顿科学、百济神州、默沙东等共近300家著名药企高层领导）。产业周内全媒体浏览量超8亿。

完善和健全产业政策，促进高质量发展。出台《上海市促进细胞治疗科技创新与产业发展行动方案（2022—2024年）》《上海市促进医疗卫生机构科技成果转化操作细则（试行）》等政策，支持相关医院规范开展免疫细胞、干细胞等细胞治疗临床前沿领域医疗技术与药品、器械研究，加快医疗卫生行业科技成果转化。建立生物医药产业市—区—园区三级联络员队伍，在加快产业政策落地实施的同时，建立考核评估机制，制定生物医药特色园区考核方案。

6. 提高健康能级

立足于科技支撑、区域联动和对外交流，进一步促进健康信息化、长三角健康一体化和健康国际化。

提升医疗服务能级。《上海市"便捷就医服务"数字化转型2.0工作方案》于2022年7月完成试点阶段任务，10月实现各级各类医疗机构数字化转型2.0场景全落地的既定目标。与2021年6月首发的"便捷就医服务"方案中的七大应用场景建设相比，2.0重点场景建设让导诊服务更加细化，包括精准识别病情实现精准就医、院内就诊路线导航、智能识别通行。市级医院完成了互联网医院跨院复诊、"一老一小"、志愿者代配药和大病医保在线结算等便民服务的技术改造，创新互联网医疗服务新模式，于2022年5月底实现全市所有市级医院全覆盖。实现智慧急救，将智慧急救升级为"便民'一键呼救'，智慧响应提升保障能级"，提升急救现场的自救与互救效果，实施急救优先分级调派，院前急救资源、急救志愿者资源的工作流程智能化再造。构建上海"中药云"，首次提出建设具有"场景新、功能强、流程清、层级明、广开放"特点，基于区块链的中药饮片综合服务管理平台。

加快构建数字产业生态。出台《上海市推进生物医药产业数字化转型实施方案》，组织戴尔科技、IBM、易保网络等约60家企业研究数字疗法新领域。推动产业数字化转型示范应用，授予联影医疗等8家企业为首批生物医药产业数字化转型先锋企业，推荐国药控股"疫苗全溯系统"、君实生物"单抗药品生产全流程管理"等十个生物医药领域数字化转型典型应用场景在制造业数字化转型推进会上发布。

加快医学人工智能等新技术研发。参加工信部人工智能医疗器械创新任务揭榜。上海市共推荐45家单位参加揭榜，最终有30个项目入围，数量紧随北京排名全国第二，远超其他省市。支持AI+医疗企业发展，截至2022年6月，上海企业累计获得10张AI医疗器械三类证，48张二类证。其中，联影集团6张医疗AI三类证位居国内企业榜首。微创机器人自主研发的图迈腔镜手术机器人2022年1月获国家药品监督管理局批准上市，该产品是当前第一且唯一一款由中国企业研发并获准上市的四臂腔镜手术机器人。

探索智慧监管。在种植（养殖）环节，在食用农产品合格证上整合溯源二维码。在生产环节，建成食品生产过程智能化追溯体系企业543家。在餐饮环节，完成1000家餐饮食品"互联网＋明厨亮灶"示范店建设目标，全市学校食堂"明厨亮灶"覆盖率达100%。在特殊食品领域，全市特殊食品生产企业全覆盖推广应用视频监控技术，其中婴幼儿配方乳粉生产企业视频监控全部与国家工信部、国家市场监管总局监管系统对接。在进出口环节，构建食品安全风险模型，形成基础数据库，进行可视化展示。

加强区域公共卫生合作。探索构建长三角区域公共卫生风险联合评估方法和疫情数据直推工作机制，为长三角区域公共卫生风险有效防控提供技术支撑。推进健康促进一体化。依托上海广播电视台旗下融媒体平台阿基米德传媒，打造"长三角公共卫生（网络）电台"，已累计制作推出 7 档品牌栏目，在网络平台和长三角区域 14 家广播媒体推广。制作《健康脱口秀·第二季》，第二季首次引入长三角区域多线联动，实现长三角地区健康科普与文化传播的同频共振。

促进医疗服务均质发展。加强优势医疗资源和品牌输出。以上海母体医院高水平医疗技术为引领，有效提升输出地医疗服务能力。瑞金无锡医院开展了微型双腔心脏起搏器技术等 50 余项新技术，实现与瑞金医院检查影像及其报告的互通互认，2022 年以来门诊人次、出院人次、手术人次数均较去年同期提升 25% 以上。仁济宁波医院新建了病理科、核医学科，借助信息化手段增设"云门诊"，2022 年以来门诊人次、出院人次、手术人次数均较去年同期提升 10% 以上。有序推进示范区中医医联体建设，授牌吴江中医院成为"上海市中医医院吴江合作医院"，并设立海派中医张氏内科流派传承分基地；吴江、嘉善中医院纳入上海市中医医院长三角中医肝病流派联盟，并挂牌分基地统筹建设。

推动中医药标准国际化建设。组织国际标准化组织／中医药技术委员会（ISO/TC 249）第十二次全体成员大会，讨论 25 项新项目提案和 26 项在研国际标准项目；《中医药—党参》和《中医药—白芍》两项国际标准由国际标准化组织（ISO）正式发布。

（二）健康上海行动的经验做法

1. 在既有的框架和战略目标下不断完善机制，提高效率

爱国卫生运动委员会、健康促进委员会充分发挥平台作用，建成跨行业、多部门、分层级的健康上海行动推进机制，成立了专门的专家咨询委员会，组建 18 个专项行动组。同时还把"健康上海行动"执行情况纳入各级党委和政府考核内容。完善的顶层设计为这个全局性、系统性行动方案的落地执行奠定了基础，16 个区已全部建立爱国卫生与健康促进技术指导机构，400 多家公立医疗机构强化健康教育与健康促进职能，加快从"以治病为中心"向"以健康为中心"转变。各个部门在实际推进过程中相互合作，充分磨合，不断提高效率。

2．重视积累和持续，在循序渐进的"一小步"中带来居民健康获得的"一大步"

健康上海行动在各个领域的推进都呈现出持续性的特点，上海市民健康素养"14 年连升"，达 38.25%。工作的展开、目标的实现不是一蹴而就，而是得益于日积月累的沉淀，每年的提升"一小步"带来居民健康获得的"一大步"。如全民健身设施的不断完善，打造"处处可健身"的环境氛围；老年友善医疗机构的分步建设；交通无障碍设施及母婴设施的持续优化；社区慢性病健康管理信息化的全覆盖应用；传染病防控系统建设的优化与完善；长护险试点的逐步深化；等等。在几年来持续的推进中，各个领域的健康上海行动都取得了显著的成效。

3．在细节上不断调整、更新，注重首创和试点

健康上海行动在扎实推进，不断总结上一阶段落地实施的反馈意见。比如，2022 年在对照《2021 年 12345 控烟投诉重点场所暗访报告》的基础上，对报告提及的娱乐场所和宾馆旅馆进行了核查，督促场所落实整改，把推进工作落到细处和实处。类似的，沪惠保自 2021 年首次推出，创下了全国惠民保首年参保人数之最的现象级保险，共739 万多上海市民购买了该保险。在此基础上，2022 年沪惠保实现了"两增一扩"，新增了前沿医疗，即 CAR-T 治疗药品，新增了海外特药，即 15 种海外特药保障；"扩"指国内特药，在原有国内 21 种特药保障的基础上，增补更替已纳入医保目录 7 种特药，并扩展药品至 25 种，适应证由原来的 17 种扩充至 23 种，进一步满足群众急需的高额药品保障。

每年健康上海行动的落实也都会面对新任务、新方案、新项目，不乏一些首创和试点。比如在浦东新区试点开展健康影响评估，探索城市环境与人群健康评估工作模式；出台《上海市浦东新区绿色金融发展若干规定》，是上海首次运用立法变通权在金融领域的有益尝试，为推动浦东新区绿色金融创新发展提供法治保障。再如，创新健康科普和健康教育，在全国率先将健康科普纳入卫生专业人员高级职称评价，在全国率先推出健康科普人才能力提升项目，在全国推出首个健康科普影响力指数排行榜，推出全国首档健康科普电视脱口秀节目《健康脱口秀》第二季，全网曝光量 12 亿人次。

三、存在的问题与困难瓶颈

1. 跨部门、跨行业、跨区域的协同问题

"健康上海行动"需要很多跨部门、跨行业、跨区域的尝试，比如在心理健康促进方面，进社区、进学校、进企业等多部门合作和工作网络的构建需要更强有力的机制保障。在学校健康促进方面，学校卫生教师的工作职能还需要更好地与卫生部门协同。在传染病预警方面，应进一步加强信息共享机制。传染病预警具有多点出发、多渠道预警特点，教育部门、海关、药房检测数据等，对传染病的早期预警都产生巨大作用，在多元数据共享方面，应建立多层级检测预警系统，与海关系统、气象系统等相关部门的深入对接，是后期需要进一步考虑的问题。

2. 供需不匹配的问题

高品质医疗服务、老龄健康、心理健康、体育健身等领域的供需矛盾比较突出。在医疗服务领域，医疗服务需求随人均 GDP 增长而

增长，但医疗床位资源配置的增长，如卫生机构床位数、三甲医院床位数等，都难以与需求匹配。在老龄健康领域，突出的人口老龄化问题加速了疾病图谱更新。针对老年群体的健康服务和健康管理的要求更高，上海还需要进一步探索，提供更加均等、高效的社区居家服务。在心理健康促进方面，全市1+17条心理援助热线资源分散、忙闲不均，整体服务能力单薄。疫情期间开通的线上心理测评和心理咨询等服务点击量巨大，但可持续发展不足，随着后疫情时期的需要，互联网＋心理咨询服务需要在医防融合方面进一步拓展。在体育健身领域，市民对运动健身消费需求不断提升，且消费需求呈现出高品质和多元化的特征，公共体育服务的公益性和基本保障性已无法满足多样化需求。

3. 发展不均衡的问题

从地域上看，部分郊区的居民健康素养仍处于较低水平。由于农村人口较多、老龄化程度较高、文化水平普遍较低，居民健康素养水平虽然近几年都在稳步提升，但和目前全市平均水平相比仍有一定差距。部分地区健康服务能力还需进一步提高，与中心城区比较，郊区的优质医疗资源、医疗机构服务能级还需进一步提升。社区卫生服务中心特色服务品牌还不强，科研能力、学科建设与市区差距较大，主动提升和创新突破的意识和能力有待进一步增强。

从卫生资源分布看，基层医疗服务质量和水平有待进一步提升。区域性医疗中心的优质医疗卫生资源的溢出效应仍需加强，有待进一步统筹发展、优化调整，支撑和带动区域医疗服务体系，形成均衡分布的区域医疗资源共享格局。基层医疗仍在艰难成长。上海的社区卫生综合改革一直走在全国前列，分级诊疗的效能在逐步显现。新冠救治倒逼基层医疗直面困难与挑战，加速了成长进程。基层医疗机构持续扩容增能，充分利用分级诊疗基础，缓解了二、三级医院的救治压力。数据显示，社区卫生服务中心承接了全市超过50%的发热诊疗量。但当前依然需要解决医疗资源和硬件等方面薄弱问题，加快打造区域性医疗中心为核心、社区卫生服务中心为基础的紧密型医联体。

4．可持续问题与基层执行遇到的困难

健康上海建设的可持续推进，最根本的问题在于人才方面。医务人员长期处于职业要求高、培养周期长、工作风险高、劳动强度大、临时任务多的工作状态，存在人员流动和人才短缺问题。在公共卫生服务和社区卫生服务领域，人才队伍建设有短板。社区公共卫生服务人员力量不足、调动频繁、流动性大，人员引进、队伍稳定、专业水平提升、职业上升通道等各方面都需要进一步优化。在中医药服务领域，中医药人才队伍建设也相对滞后，存在不同程度的"老中青"断层现象。应重视中医药人才队伍建设及加强中医经典临床应用的培训。加大引进海派中医流派基地建立更多元化的师徒传承教育模式，需做好过程管理及绩效评估。在学校健康促进领域，卫生老师配置存在短板。后疫情时期卫生老师工作量更大，专业技术要求高，但同时又要面对无法解决编制或没有职称晋升通道等问题，人才流失严重。在心理健康促进领域，专业且符合心理危机干预工作要求的人力资源明显不足。此外，亟需充实既懂专业知识，又熟悉信息化建设的复合型人才。

健康上海建设的持续巩固效果仍待加强，要推进大健康理念建设，继续加强基层各部门协同合作，提炼总结优秀案例，逐步固化成为行之有效、模块化可复制、可推广的工作制度和措施，并将它们运用到日常管理和生产生活之中，让健康理念时刻体现在社会管理的方方面

29

面。部分基层工作网络仍待完善。部分基层工作人员对新形势下的健康促进工作认识不足，存在畏难情绪。部门联动存在短板，协同联动不够、信息更新滞后。

2022 年也存在特殊情况。受疫情影响，部分常规工作进度有所滞后。例如国家卫生镇迎复审进度暂缓，商户暂停营业导致现场各类执法工作无法及时开展，人员无法聚集导致线下活动无法举办，健康自管小组、高血压糖尿病慢病管理等活动量下降，宣传形式多通过线上开展，范围和效果有限。

5．客观制约带来的短板问题

食品安全问题。食品生产经营业态的规模化程度不高，食品消费对外依存度仍相对较高。近年来，上海地产主要食用农产品的供应量呈现明显缩减态势，目前食用农产品总消费量的 80% 要靠外省市供应才能满足，还有大量食品依赖进口。同时，上海仍有较多的食品生产企业年产值低于 2000 万元，处于规模以下。另一方面，部分食品生产经营者落实食品安全主体责任的意识不强、诚信意识还不到位，甚至知法犯法。

控烟执法的问题。虽然近几年控烟的成效显著，执法推进也是有序、有力的，但也面临一些挑战。一是举报核实难。控烟举报时效性强，举报核查时间相对滞后，对举报问题的查处难度较高，要提高群众满意度的难度也就比较大。二是彻底根治难。部分歌舞娱乐场所、中小旅馆、棋牌室等，由于种种原因，经过多年的控烟执法和宣传教育，吸烟问题仍时有发生。不同场所控烟管理的意愿和能力参差不齐，尤其是对电子烟的监管执法的理解，还需加强普法宣传和教育。

体育场地和设施的问题。上海人均体育场地面积从 2015 年的 1.76 平方米增至 2022 年的 2.5 平方米，但仍存在总量不足、分布不均、利用率不高等三处"短板"。同时,体育场馆设施的运营模式仍需探索,尤其在产业融合的现状态势下,体育场馆如若仍只作为赛事载体存在,功能结构就相对单一,制约了场馆发挥最大效用,但如果体育场馆承载一定的文化甚至演艺功能,如何运作,如何监管成为需要思考的问题。

6. 推进过程中各方面的深层次问题

在提质增效方面,信息化建设还需进一步提速增效。病媒生物防制、疫情防控等方面应用大数据、云计算等技术不足,健康治理水平仍待提高。健康信息化建设体验度需要进一步提升。"便捷就医服务"数字化转型2.0工作及互联网医院等工作推进卓有成效,但在落地实施过程中也存在信息化建设与实际使用脱节问题。一是需要针对人群特点,提高功能模块的精细化程度,做好适老化改造。二是要实现医联体内信息数据实时跨机构共享和互联互通,助力分级诊疗。通过技术赋能,真正实现城区健康智慧服务同质化、便捷化。三是医院要改进优化、有效运营,避免出现"建而不用",甚至慢于线下看病就医速度。

在精细化治理方面,随着健康上海建设的深入推进,不能仅仅满足于工作的落实、指标的完成,而是要更准确地把握健康需求,实现健康治理。然而,健康场所建设需求评估调查开展难度较大。了解场所的健康需求是建设健康促进单位的前提,通过场所健康评估及个体健康评估,从而对场所的健康促进工作状况以及人群主要健康需求进行判断,分析影响健康的主要问题和困难。但在创建健康场所的过程中,由于创建周期不固定以及部分场所人员流动性大等问题,需求评估调查开展的难度较高,未能充分了解场所成员健康需求,创建成效有待提高。

　　在市民参与、社会共治方面，市民对健康行动的参与程度尚待提高。在具体实施过程中，市民群众对健康科普、"健康细胞"建设等内容的参与程度不是很高，部分行动内容仍然局限于卫生健康部门的范畴，市民对健康教育的认识不足，健康宣教活动的受益面比较狭隘。

专题报告

2021 年上海市健康素养调查报告

唐文娟　潘新锋　夏明康　陈润洁　崔梦晴　姜综敏*

一、项目背景

健康素养是指个体具有获取、理解、处理基本健康信息和服务，并运用这些信息和服务做出正确判断和决定，维持和促进健康的能力。国际上其他一些国家或地区对健康素养的定义虽然稍有差异，但公认健康素养是反映健康教育与健康促进行动效果的一个重要指标。《"健康上海 2030 规划"纲要》明确指出，健康素养水平是健康上海建设的主要指标，到 2030 年，上海市成人居民健康素养水平应达到 40%。2021 年上海市继续在全市范围内科学、规范地开展居民健康素养监测工作，为下一步开展健康促进工作提供理论依据和数据支撑。

二、监测内容

我国自 2008 年开始在全国范围内开展居民健康素养监测，上海市按照国家统一的标准问卷、调查和分析方法开展市级监测，内容包括基本知识和理念、健康生活方式与行为、健康技能等。

35

---

* 作者单位均系上海市健康促进中心。

三、监测对象

2021 年度监测工作的对象为过去 12 个月内在上海市居住时间累积超过 6 个月的 15—69 岁的城乡常住人口（出生年份为 1952 年至 2006 年之间），不考虑是否具有当地户籍。居住在医院、养老院、学校集体宿舍等集体居住场所的城乡常住居民不在本次监测范围内。

四、监测方法

本次调查采取主动监测的方法，调查员深入样本户对调查对象进行询问调查。

五、质量控制

本次调研的质量控制主要包括调查工作开始前的人员培训、调查中的质量控制和数据分析阶段的质量控制。

（一）调查人员的培训

现场调查严格遵循指定的抽样方法完成逐级抽样，直至抽取具体调查对象。上海市健康促进中心研究与监测评价部负责培训区级及街道（乡镇）调查工作人员，培训使用统一监测方案和操作手册。

（二）调查阶段

严格按照监测实施方案开展现场调查，充分取得当地有关机构、调查对象的配合，使用统一的调查问卷进行调查。原则上由调查对象根据自己的理解作答，自行完成调查问卷，调查员不做任何解释。调查对象如有读、写等困难，不能独立完成调查问卷者，则由调查员来询问，根据调查对象的回答情况，调查员帮助填写选项。调查员不能使用诱导性或暗示性语言，若被调查人文化水平较低或存在语言障碍时，可作适当解释，但解释要忠于原意。调查员要当场核对问卷，质控人员对当天所有问卷进行复核，并填写质控记录。

上海市健康促进中心对本市所有监测点进行复核。复核方法为：每个监测点抽取 15 份调查问卷，采用复核调查表以现场复核和 / 或电话复核的方式进行复核调查。监测点不合格问卷比例超过 3 份，则视为该监测点现场调查工作不合格，必须重新进行调查。

（三）数据处理分析阶段

上海市级工作人员对收集的资料进行认真核查，使用数据分析软件对数据进行清理和逻辑校验，对不合格问卷予以剔除，对不合格问卷较多的监测点予以重点核查。

六、组织实施

上海市健康促进中心对上海市 16 个区健康素养监测工作提供技术支持，对各区上报的健康素养监测方案进行审核，负责全市各区健康素养监测工作的区级人员的培训、督导、技术咨询、技术指导、现场督导及质量控制，完成全市的数据收集、整理和分析报告的撰写等。

区健康促进机构负责制定具有本辖区样本代表性的健康素养监测方案，并在实施前交市健康促进中心审核、备案；组织开展本区监测工作的具体调查人员的培训、督导、技术咨询、技术指导、现场督导及质量控制；做好全区的数据收集、整理和分析报告的撰写等。

七、统计分析方法

（一）数据采集和管理软件

调查对象资料采用 EpiData 3.1 软件进行录入，基础数据管理应用 Microsoft Excel 2016，数据分析应用 SPSS 25.0 软件。连续性变量用 Kolmogrov-Smirnov 做正态性检验，服从正态分布的数据用 $\bar{x} \pm s$ 描述，

偏锋分布的数据用 M（$Q25$，$Q75$）描述，采用非参数方法进行检验。分类变量用频数（构成比）表示，组间比较采用 χ^2 检验。检验水准 P 设置为 0.05。

（二）统计方法

本项目抽样工作采用复杂抽样的方法。最终权重 = 抽样权重 × 无应答调整权重 × 事后分层调整权重。抽样权重包括区、街道（乡镇）、居委（村）、家庭人口数 4 级；事后分层调整权重以第七次全国人口普查中 15—69 岁人口的性别（男、女）、年龄（15—24 岁、25—34 岁、35—44 岁、45—54 岁、55—64 岁、65—69 岁）、文化程度（小学及以下、初中、高中 / 中职、大专及以上）数据分为 48 层。率的比较用 SPSS 25.0 软件的 χ^2 检验完成。

八、结果

（一）基本情况

全市共调查 26310 人，被调查者中女性比例略高于男性；除了 15—24 岁年龄段以外，各年龄段人数相对均衡；高中及以上文化程度人数占 59.61%，高于初中及以下人数；78.88% 为在婚人员；受调查者中 85.87% 来自城市点；家庭年收入中位数为 10 万元（$P_{25} \sim P_{75}$：6.8 万元—20 万元）；职业分布中工人和其他企业人员较多；有 29.90% 的居民患有慢性病；有 67.75% 的受调查者自认为过去一年中身体健康状况"好"或"较好"。见表 1。

表 1　2021 年被调查者人口学特征

特　　征	人　　数	构成比（%）
性别		
男	12168	46.25
女	14142	53.75

（续表）

特　征	人　数	构成比（%）
年龄（岁）		
15—24	906	3.44
25—34	3426	13.02
35—44	4868	18.50
45—54	4449	16.91
55—64	7353	27.95
65—69	5308	20.18
文化程度		
小学及以下	2896	11.01
初中	7730	29.38
高中/中职	6375	24.23
大专及以上	9309	35.38
职业		
公务员	285	1.08
教师	433	1.65
医务人员	660	2.51
其他事业单位人员	3100	11.78
学生	483	1.84
农民	2675	10.17
工人	6178	23.48
其他企业人员	10015	38.06
其他	2481	9.43
婚姻状况		
未婚	3207	12.19
在婚	20754	78.88
分居	354	1.35
离异	1136	4.32
丧偶	859	3.26

（续表）

特 征	人 数	构成比（%）
家庭年收入（元）		
0—49999	3157	12.00
50000—99999	5869	22.31
100000—149999	6799	25.84
150000—199999	3417	12.99
≥200000	7038	26.75
居住区域		
城市	22592	85.87
农村	3718	14.13
是否患有慢性病		
是	7867	29.90
否	18443	70.10
自评健康状况		
好	7023	26.69
比较好	10803	41.06
一般	7686	29.21
比较差	722	2.74
差	74	0.28

（二）健康素养水平

1. 总体水平

2021年上海市居民健康素养标化率为38.25%，较2020年上升了2.68%。见表2。

健康素养三个方面中，掌握基本知识和理念的居民人数最多（47.90%），其次是健康生活方式与行为（39.73%），掌握健康技能（33.98%）的居民人数相对较少。以公共卫生问题为导向的六类健康问题的掌握方面也存在一定差别，从整体上看，科学健康观（63.64%）、安全与急救（61.97%）掌握相对较好，基本医疗（34.07%）相对薄弱。见表2。

表 2　2021 年上海市居民健康素养水平与 2020、2019 年结果对照

健康素养内容	2021（%）	2020（%）	2019（%）	2021—2020（%）	2021 对比 2020
总体	38.25	35.57	32.31	2.68	0.012
健康素养三个方面					
基本知识和理念	47.90	50.14	45.55	−2.24	＜ 0.01
健康生活方式与行为	39.73	38.49	32.50	1.24	0.153
健康技能	33.98	34.57	34.74	−0.59	＜ 0.01
六类健康问题					
科学健康观	63.64	66.54	62.62	−2.90	＜ 0.001
传染病防治	36.98	33.23	26.39	3.75	＜ 0.001
慢性病防治	40.40	39.68	36.70	0.72	0.05
安全与急救	61.97	64.93	63.35	−2.96	＜ 0.001
基本医疗	34.07	35.57	30.50	−1.50	0.001
健康信息	52.74	53.93	47.23	−1.19	＜ 0.001

健康素养内容	2020—2019（%）	2020 对比 2019	2021—2019（%）	2021 对比 2019
总体	3.26	＜ 0.001	5.94	＜ 0.001
健康素养三个方面				
基本知识和理念	4.59	＜ 0.001	2.35	＜ 0.001
健康生活方式与行为	5.99	＜ 0.001	7.23	＜ 0.001
健康技能	−0.17	＜ 0.001	−0.76	＜ 0.001
六类健康问题				
科学健康观	3.92	＜ 0.001	1.02	＜ 0.001
传染病防治	6.84	＜ 0.001	10.59	＜ 0.001
慢性病防治	2.98	＜ 0.001	3.7	＜ 0.001
安全与急救	1.58	＜ 0.001	−1.38	＜ 0.001
基本医疗	5.07	＜ 0.001	3.57	＜ 0.001
健康信息	6.70	＜ 0.001	5.51	＜ 0.001

注：上海市居民健康素养水平是标化后的结果，而统计学检验是基于未标化统计数据的分析结果。

2．人群特点

结果显示，不同城乡、年龄、文化程度、职业、家庭年收入、是否患有慢性病、自评健康状况组间的健康素养水平均存在差异，差异具有统计学意义。见表3。城市居民健康素养（39.22%）整体高于农村居民（31.27%），城市居民的健康素养三个方面和六类健康问题相关水平均高于农村居民。男性女性之间健康素养水平无统计学差异。15—44岁年龄段的健康素养水平随年龄增长呈递增，45—69岁年龄段随年龄增长递减。健康素养随学历水平及家庭收入的提升呈递增。无慢性病的居民的健康素养水平高于有慢性病的居民，结果有显著差异。自评健康状况"好"以及"比较好"的人群的健康素养水平均高于"一般"及以下的人群。

（三）健康素养调查内容的正答情况

从正答率看，居民回答情况最好的是"儿童青少年也可能发生抑郁症"（92.49%）、"儿童打疫苗注意事项"（90.82%）、"保健食品不能代替药品"（88.41%）、"发生烈性传染病时的做法"（86.95%）、"有毒有害作业防护"（86.10%）这5个问题，与2020年的情况基本保持一致。有16个知识点正答率在80%以上。回答情况最不理想的5题有"肝脏功能"（31.95%）、"识别'OTC'标识"（39.58%）、"国家基本公共卫生服务的理解"（48.75%）、"母乳喂养的好处"（48.97%）、"免费卫生热线号码"（49.96%）。

（四）2019—2021年健康素养趋势分析

1．总体水平趋势

将2021年的数据结合2020年的数据以及新型冠状病毒（以下简称新冠）疫情发生前的2019年数据进行对比，发现健康素养总体水平连续三年均有提升。健康素养的六类问题中传染病防治素养相较2020

表 3 2021 年不同特征上海市居民健康素养水平

特征	总体健康素养	基本知识和理念	健康生活方式与行为	健康技能	科学健康观	传染病防治	慢性病防治	安全与急救	基本医疗	健康信息
城乡										
城市	39.22%	48.44%	40.42%	34.45%	64.27%	37.32%	40.98%	62.18%	34.81%	53.93%
农村	31.27%	43.96%	34.76%	30.61%	59.10%	34.55%	36.23%	60.46%	28.76%	44.19%
χ^2	112.321	67.624	22.018	40.049	42.670	81.908	28.922	15.615	48.986	140.218
P	< 0.001	< 0.001	< 0.001	< 0.001	< 0.001	< 0.001	< 0.001	< 0.001	< 0.001	< 0.001
性别										
男	37.18%	47.33%	39.38%	33.08%	61.53%	35.15%	39.48%	60.97%	33.87%	51.83%
女	39.42%	48.52%	40.12%	34.96%	65.96%	39.00%	41.41%	63.07%	34.29%	53.74%
χ^2	1.058	0.020	0.793	0.171	1.509	9.830	2.459	5.578	1.977	1.439
P	0.304	0.887	0.373	0.679	0.219	0.002	0.117	0.018	0.160	0.230
年龄										
15—24	43.02%	53.50%	43.92%	34.56%	67.68%	38.54%	45.88%	66.18%	37.26%	59.92%
25—34	43.45%	54.20%	45.66%	38.15%	68.41%	39.35%	45.40%	65.08%	39.10%	57.65%
35—44	44.36%	53.28%	44.08%	38.15%	68.23%	41.69%	43.94%	66.53%	36.81%	58.54%
45—54	35.33%	44.91%	37.63%	33.90%	60.99%	36.45%	37.73%	61.60%	31.99%	49.74%

（续表）

特征	总体健康素养	基本知识和理念	健康生活方式与行为	健康技能	科学健康观	传染病防治	慢性病防治	安全与急救	基本医疗	健康信息
55—64	29.22%	38.38%	31.21%	27.41%	56.33%	31.53%	33.06%	54.58%	27.82%	42.98%
65—69	26.24%	34.49%	27.92%	24.30%	53.53%	28.63%	30.40%	52.00%	25.51%	40.85%
χ^2	957.732	879.385	717.247	607.851	579.501	425.137	519.498	516.271	487.583	840.321
P	<0.001	<0.001	<0.001	<0.001	<0.001	<0.001	<0.001	<0.001	<0.001	<0.001
文化程度										
小学及以下	20.81%	26.62%	25.91%	21.11%	48.01%	23.13%	24.42%	46.95%	23.55%	31.56%
初中	27.03%	37.58%	30.28%	25.48%	55.59%	29.06%	31.24%	55.43%	25.27%	41.55%
高中/中职	35.46%	46.65%	37.99%	31.20%	62.71%	36.04%	39.62%	60.90%	30.78%	52.43%
大专及以上	51.71%	60.66%	50.56%	44.46%	73.38%	46.27%	50.95%	70.53%	44.57%	65.62%
χ^2	1480.436	1440.631	902.596	989.987	826.747	748.572	786.888	714.956	771.004	1487.801
P	<0.001	<0.001	<0.001	<0.001	<0.001	<0.001	<0.001	<0.001	<0.001	<0.001
职业										
公务员	36.09%	52.27%	37.17%	34.11%	62.28%	38.57%	37.53%	57.83%	33.45%	59.49%
教师	53.31%	63.29%	53.71%	45.20%	76.70%	51.04%	53.21%	72.53%	44.17%	64.36%
医务人员	74.94%	77.68%	70.32%	65.90%	83.16%	69.27%	71.78%	81.32%	67.74%	80.94%

（续表）

特征	总体健康素养	基本知识和理念	健康生活方式与行为	健康技能	科学健康观	传染病防治	慢性病防治	安全与急救	基本医疗	健康信息
其他事业单位	45.54%	55.34%	43.50%	41.56%	69.21%	39.54%	47.37%	68.27%	38.70%	61.17%
学生	39.09%	52.08%	42.81%	30.68%	69.59%	37.29%	46.19%	65.87%	34.30%	59.83%
农民	19.49%	27.90%	26.56%	17.70%	46.86%	23.14%	24.43%	47.50%	21.66%	30.28%
工人	31.00%	41.10%	34.42%	29.49%	57.71%	32.84%	35.59%	56.46%	27.18%	46.26%
其他企业人员	40.09%	49.75%	41.13%	34.87%	65.36%	38.45%	41.05%	63.39%	35.73%	54.45%
其他	34.02%	42.75%	34.60%	30.79%	60.79%	31.69%	33.76%	59.26%	30.85%	46.91%
χ^2	990.234	935.800	561.890	722.959	527.861	622.247	575.720	489.920	610.478	920.320
P	<0.001	<0.001	<0.001	<0.001	<0.001	<0.001	<0.001	<0.001	<0.001	<0.001

家庭年收入（元）

特征	总体健康素养	基本知识和理念	健康生活方式与行为	健康技能	科学健康观	传染病防治	慢性病防治	安全与急救	基本医疗	健康信息
0—49999	29.58%	41.19%	29.44%	26.06%	56.06%	29.59%	35.58%	57.25%	24.45%	42.63%
50000—99999	29.63%	38.17%	33.31%	27.53%	56.76%	29.35%	33.75%	56.67%	27.18%	43.59%
100000—149999	37.18%	47.24%	39.86%	33.25%	62.94%	37.18%	40.21%	62.24%	33.16%	51.42%
150000—199999	38.91%	48.91%	39.85%	35.05%	65.71%	40.58%	39.04%	62.95%	34.73%	56.84%
≥200000	45.75%	54.99%	45.87%	39.71%	69.07%	41.46%	45.98%	65.51%	40.81%	59.67%

（续表）

特征	总体健康素养	基本知识和理念	健康生活方式与行为	健康技能	科学健康观	传染病防治	慢性病防治	安全与急救	基本医疗	健康信息
χ^2	525.763	482.016	290.957	377.523	338.094	339.778	187.266	179.108	304.081	525.763
P	< 0.001	< 0.001	< 0.001	< 0.001	< 0.001	< 0.001	< 0.001	< 0.001	< 0.001	< 0.001
是否患有慢性病										
否	40.44%	50.37%	42.02%	35.54%	65.53%	38.39%	42.26%	63.54%	35.62%	54.89%
是	29.67%	38.21%	30.75%	27.85%	56.26%	31.47%	33.11%	55.83%	27.99%	44.30%
χ^2	281.748	232.377	215.357	173.229	146.457	159.022	112.667	91.623	154.201	236.103
P	< 0.001	< 0.001	< 0.001	< 0.001	< 0.001	< 0.001	< 0.001	< 0.001	< 0.001	< 0.001
自评健康状况										
好	36.58%	47.53%	40.03%	32.62%	62.27%	37.00%	40.62%	59.83%	33.85%	52.60%
比较好	41.79%	50.38%	42.65%	37.15%	66.26%	39.84%	42.86%	64.92%	37.00%	55.59%
一般	35.59%	45.23%	35.27%	31.49%	62.08%	32.82%	36.98%	60.64%	30.30%	49.19%
比较差	28.74%	38.27%	31.62%	24.37%	52.91%	30.81%	30.34%	55.72%	25.41%	42.16%
差	18.68%	25.77%	21.38%	16.34%	62.43%	24.79%	19.34%	44.80%	24.26%	33.02%
χ^2	125.558	92.761	132.678	105.511	62.907	82.714	107.029	51.928	101.978	170.736
P	< 0.001	< 0.001	< 0.001	< 0.001	< 0.001	< 0.001	< 0.001	< 0.001	< 0.001	< 0.001

注：不同特征上海市居民素养水平是标化后的结果，而统计学检验是基于未标化统计数据的分析结果。

年提升较多，为 3.75%。见表 2。

2019—2021 年健康素养三个维度、六类问题水平的变化趋势如图 1、图 2 所示。经过对 2019—2021 年三个方面、六类问题的得分进行非参数两两比较检验（Jonckheere-Terpstra 法），发现 2021 年、2020 年、2019 年三者得分的分布具有统计学差异。

关于健康素养三个方面，2019 年和 2020 年之间所有指标有统计学差异。其中，健康生活方式与行为连续三年有所提升；2021 年的基本知识和理念较疫情前的 2019 年有所提升，但低于 2020 年；健康技能连续三年小幅下降。关于健康素养六大类问题，2019 年和 2020 年之间所有指标有统计学差异，2021 年和 2020 年的得分相比，除了慢性病防治无统计学差异，其余五类问题均有统计学差异。从各类问题上来看，传染病防治和慢性病防治连续三年均有所提升，其中传染病防治提升幅度较大；2021 年的科学健康观、基本医疗和健康信息均高于 2019 年，但均低于 2020 年；而安全与急救虽然 2020 年较疫情前的 2019 年有小幅提升，但 2021 年较前两年有所下降。

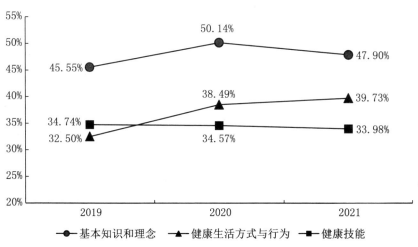

图 1　2019—2021 年健康素养各维度水平变化趋势

47

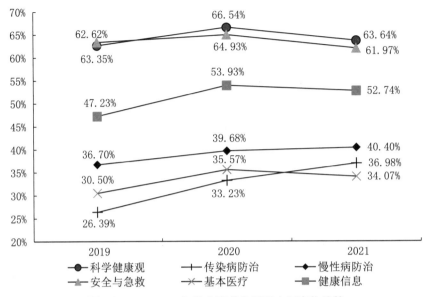

图2　2019—2021年健康素养各问题水平变化趋势

2．三个方面、六类问题中各知识点正答率水平趋势

上海市居民在健康素养的掌握上相较疫情发生前的2019年有了较为明显的提升。从增长幅度来看，2021年相较疫情发生前的2019年，有31个知识点的正答率得到了提升，而相较于2020年，有20个知识点的正答率得到了提升。按健康素养的三个方面划分，各方面正答率正增长的题目占比依次为健康生活方式与行为（75.00%）、健康技能（66.67%）和基本知识和理念（50.00%）。按六类健康问题来划分，各类问题正答率正增长的题目占比分别为传染病防治（83.33%）、基本医疗（81.82%）、慢性病防治（44.44%）、健康信息（50.00%）、安全与急救（60.00%）、科学健康观（50.00%）。

以2020年为参照，按健康素养的三个方面划分，2021年正答率提升最多的10个知识点中，有6个是属于基本知识和理念的问题，包括："儿童打疫苗注意事项"（提升2.53%）、"乙肝传染途径"（提升2.20%）、"有毒有害作业防护"（提升1.81%）、"自测血压须知"（提升

1.61%）、"正常体温波动不超过1℃"（提升1.04%）、"肺结核病人的治疗政策"（提升1.02%）；有3个是属于健康生活方式与行为的问题，包括："吃大豆制品的好处"（提升3.55%）、"咳嗽、打喷嚏的正确处理方法"（提升2.80%）、"出现发热后正确做法"（提升1.59%）；有1个是属于健康技能的问题："母乳喂养的好处"（提升1.62%）。按六类健康问题划分，这10个知识点中，4个属于传染病防治、2个属于慢性病防治、2个属于基本医疗、1个属于安全与急救、1个属于科学健康观。可见传染病防治方面的题目正答率提升最多，其中"咳嗽、打喷嚏的正确处理方法"、"肺结核病人的治疗政策"、"儿童打疫苗注意事项"自疫情发生前的2019年以来连续两年获得提升。部分传染病防治方面的题目包括"读取体温计的正确方法"（下降1.23%）、"开窗通风的正确方法"（下降0.47%）、"发生烈性传染病时的做法"（下降0.39%）的正答率相较2020年有所回落，但相对于2019年的正答率水平相比还是有所提升。

以疫情前的2019年为参照，按健康素养的三个方面划分，2021年正答率提升最多的10个知识点中，有4个是属于基本知识和理念的问题，包括："选购包装食品注意事项"（提升12.91%）、"肝脏功能"（提升7.43%）、"肺结核病人的治疗政策"（提升5.57%）、"有毒有害作业防护"（提升4.44%）；有5个是属于健康生活方式与行为的问题，包括："咳嗽、打喷嚏的正确处理方法"（提升14.72%）、"吃大豆制品的好处"（提升10.01%）、"运动对健康的好处"（提升6.71%）、"孩子出现发热皮疹的处理"（提升5.47%）、"促进心理健康的方法"（提升5.26%）；有1个是属于健康技能的问题："发生烈性传染病时的做法"（提升6.18%）。按六类健康问题划分，这10个知识点中，2个属于传染病防治、2个属于慢性病防治、2个属于基本医疗、2个属于健康信息、

49

1个属于安全与急救、1个属于科学健康观。

2019—2021年正答率连续两年获得提升的11题中，按健康素养的三个方面划分，有7个是属于健康生活方式与行为的问题，包括："咳嗽、打喷嚏的正确处理方法"、"吃大豆制品的好处"、"出现发热后正确做法"、"儿童青少年也可能发生抑郁症"、"吸烟危害"、"慢性病患者不能擅自调整治疗方案"、"出现不良反应时正确做法"；有3个是属于基本知识和理念的问题，包括："肺结核病人的治疗政策"、"有毒有害作业防护"、"儿童打疫苗注意事项"；有1个是属于健康技能的问题："识别'OTC'标识"。按六类健康问题划分，这11个知识点中，3个属于传染病防治、3个属于慢性病防治、4个属于基本医疗、1个属于安全与急救。

正答率回落最多的15个知识点中，有8个知识点属于基本知识和理念的问题。而属于健康技能的知识点，如"BMI计算"、"体质指数标准判断"有关体重管理相关的题目是相较2020年回落幅度最多的知识点。"糖尿病真实信息判断"、"就医的态度"、"正确就医行为"、"保管农药注意事项"、"生病后并非要首选输液"、"控制体重的方式"等知识也出现了明显的回落。

九、讨论

上海市居民总体健康素养水平已经连续14年提升，在2020年相较于2019年有了明显的提升之后，2021年相较2020年又有了一定程度的提升。2021年上海市居民健康素养标化率为38.25%，较2020年绝对值进一步增长2.68%。在三个方面中的健康生活方式与行为以及六类问题中的传染病防治这两项，从2019年至2021年连续三年均有较大提升幅度。呼吸道传染病防治相关的健康素养问题的正答率较疫情发生前有了较大的提升，全民健康防护能力显著提升，传染病防治的标化率已经达到 36.98%，已经不再是过去几年调查中六类问题的最薄弱方面。"咳嗽、打喷嚏的正确处理方法"较疫情前有了较明显的提升，"免费卫生热线号码"、"开窗通风的正确方法"、"国家基本公共卫生服务的理解"等防疫有关的问题也有了小幅度的提升。相较于新冠疫情发生前，全民对于传染病相关防护意识、防护能力均有一定程度的增强。可见经过数年的新冠疫情防控，上海市居民在日常的生活中，在媒体和亲朋的影响下，健康知识、意识、自觉性获得了明显的提升与强化，用一系列卫生健康"小细节"筑牢了疫情防控"大防线"。

但另一方面，监测结果显示上海市居民健康素养的部分方面和问题的掌握情况相较于 2020 年有所回落，例如基本知识和理念与健康技能两个方面，具体的内容集中表现在理解和应用健康信息的能力、安全与急救、就医的态度、正确就医行为的知识等方面。这些问题可能是由于居民在长期疫情防控的影响下，对呼吸道传染病防治相关的健康素养知识更为重视，然而对健康素养个别其他问题的重视程度有所下降。因此，健康促进相关组织机构可以考虑在保证居民防护意识不放松，疫情能平稳控制的情况下，针对本次监测所发现的不足之处加强健康科普。

从人群的角度进行分析，55 岁以上人群的健康素养水平仍低于30%，与 55 岁以下居民的结果相差较大，这与往年结果基本一致。这一结果提示，在今后的健康教育工作中，仍然需要加强 55 岁以上人群的健康科普与干预，可以通过中老年群体容易接受的方式开展健康宣教。学历方面，初中及以下学历水平的健康素养水平仍低于 30%，与其他组别结果差距较大。其他方面，有慢性病、低学历、农村居民、职业为农民与工人、家庭年收入小于 10 万元的居民的健康素养水平依然较低，这与往年结果基本一致。根据《上海宣言》的精神，应针对上述健康素养弱势群体的各类健康影响因素采取更有效的应对策略。

十、建议

（一）深挖健康科普潜能，加强科普宣传，巩固传染病素养提升成果

在我国把新冠病毒感染纳入"乙类乙管"之后，新冠疫情防治与施策进入了新的阶段。在全社会倡导坚持个人防护措施，落实每个人都是自己健康的第一责任人的理念背景下，应贯彻"将爱国卫生运动与传染病、慢性病防控等紧密结合"的要求，继续深挖健康促进、卫生医疗机构的科普潜能，实时更新上海市居民最为关注的科普信息、国家最新权威的文件解读，注重实用性、时效性，积极探索如何借助更好更强的科普传播力，可适时评选年度健康上海行动优秀案例，以此形成借鉴和推广效应。在持续巩固居民公共卫生群防群控意识的同时，不断加强居民健康生活的意识与能力。最大限度减少疫情对人民健康的影响，进一步将健康融入所有政策的理念落到实处。

（二）加强重点地区、重点人群、重点领域健康教育与健康促进工作

在新冠病毒感染疫情常态化的背景下，健康教育与健康促进应因人群而异。一方面要继续加强居民传染病防控意识，同时也不能忽视健康素养其他重要方面的知识宣教。既要注重新媒体的自身优势，顺应公共卫生安全的要求，使得居民能足不出户了解兼具深度与广度的健康信息，不断拓展传播渠道、持续创新传播方式、深度融合传媒资源，实现效益效果最大化。也要聚焦疫情背景下信息接受能力相对弱势的人群，不能完全依赖新媒体运作经验来推进弱势人群的重点领域

健康教育，确定若干优先领域，立足全人群和全生命周期两个着力点，应优化要素配置和服务供给，补齐发展短板，提供公平可及、系统连续的健康服务。对于这些接受能力较差，严重影响自身健康素养提升的人群，以此为重点范围所开展的健康教育、健康促进难度将不断增加，需要结合多方面的权威资源，贯通农村居民、低学历、低收入居民的全生命周期，关注生命各个阶段的主要健康问题及主要影响因素。根据前期"居民健康知识获取渠道、能力及意愿调查"分析结果，农村居民、低学历、低收入居民获取健康知识较多的渠道有医生和家人，以及电视、社区宣传栏等。同时，他们最希望获得视频类健康宣传资料。以此为落脚点，加强相应渠道的健康科普资料推送。还可以在疫情常态化背景下尝试优化居民健康自我管理小组活动平台的活动内容、活动方式，从而更好地惠及中老年人群。

（三）增强居民健康自我管理能力

《上海宣言》指出：健康素养能够赋权于公民个体，并使他们能够参与到集体的健康促进行动中。决策者和投资者具有较高的健康素养水平有利于他们采取影响力更大、协同效果更好、更有效地应对健康决定因素的行动。新冠病毒感染疫情期间，上海市居民自觉遵守有关防疫规定，切实做到思想不麻痹、防疫不懈怠、个人防护不放松。对自身健康的关注程度也由此得以提高，健康促进工作应以此为契机，激发上海市居民热爱健康、追求健康的热情，引导形成自主自律、符合自身特点的健康生活方式，有效控制影响健康的生活行为因素，鼓励自主自律、健康生活，持续提升居民健康素养与自我管理能力。从自觉遵守各项防疫规定逐渐扩大到自觉遵守所有健康行为，从个体自身的态度行为改变逐渐扩大到社交网络的态度行为改变，从而形成热爱健康、追求健康、促进健康的社会氛围。

参考文献

［1］国家卫生和计划生育委员会：《中国公民健康素养——基本知识与技能及释义66条（2015年版）》，中国人口出版社2016年版。

［2］上海市人民政府：《"健康上海2030规划"纲要》，http://www.shanghai.gov.cn/nw44142/20200824/0001-44142_55477.html。

［3］聂雪琼、李英华、李莉等：《2012年中国居民健康素养监测数据统计分析方法》，《中国健康教育》2014年第2期。

［4］国务院第七次全国人口普查领导小组办公室：《2020年第七次全国人口普查主要数据》，中国统计出版社2015年版。

［5］潘新锋、丁园、胡亚飞等：《2008—2015年上海市15—69岁居民健康素养变化趋势及相关因素研究》，《上海预防医学》2016年第10期。

［6］胡吉、袁愈国、陈政等：《提升新生代农民工健康素养的现状及策略研究》，《经济师》2019年第10期。

［7］国发〔2020〕15号：《国务院关于深入开展爱国卫生运动的意见》，http://www.gov.cn/zhengce/content/2020-11/27/content_5565387.htm。

［8］中华人民共和国中央人民政府：中共中央国务院印发《"健康中国2030"规划纲要》，http://www.gov.cn/xinwen/2016-10/25/content_5124174.htm。

中医药素养提升及中医文化普及推广研究——基于2021年上海市中国公民中医药健康文化素养数据分析

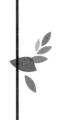

梁海祥　陈润洁　胡鸿毅　唐文娟　潘新锋　姚玮莉　周　殷*

居民中医药健康文化素养普及至关重要。一方面《关于促进中医药传承创新发展的意见》指出，传承创新发展中医药是新时代中国特色社会主义事业的重要内容，《中医药文化传播行动实施方案（2021—2025）》明确开展中医药健康文化素养监测是推进中医药文化传播机制建设的重点任务；另一方面中医在慢性病、呼吸系统常见疾病、肿瘤、后遗症康复治疗等方面拥有重要作用，而科学普及在人类历史上也一直承担着促进知识传播、提高大众科学素养和科技知识水平等重要的社会功能。

为了解上海市居民中医药知识普及情况和中医药养生保健素养水平，分析中医药健康文化素养水平的影响因素，为今后开展中医药健康文化素养促进有关工作、政策、策略和措施提供科学依据。本研究

* 梁海祥单位系上海社会科学院；陈润洁、唐文娟、潘新锋单位系上海市健康促进中心；胡鸿毅、姚玮莉、周殷单位系上海市卫生健康委员会。其中唐文娟为通讯作者。

将对 2021 年上海市中医药健康文化知识普及工作情况和中国公民中医药健康文化素养水平进行分析。

一、数据分析策略

（一）数据情况

数据来源于 2021 年上海市居民中医药科普知识认知及素养水平情况的调查结果。调查对象为上海市非集体居住的 15 岁至 69 岁常住居民。常住居民定义为：过去 12 个月内在上海市居住时间累计超过 6 个月的居民；不包括居住在医院、养老院、学校集体宿舍等场所的居民；不考虑是否具有当地户籍。调查范围包括 8 个监测点（区 / 县），24 个街道 / 乡镇，48 个居委会 / 村。

上海市中医药健康文化素养调查采用分层多阶段随机抽样方法，每个调查区（县）预计调查 240 人，上海计划调查 1920 人，实际完成 1921 份。根据数据清理和有效问卷筛选方法中的逻辑检验，样本均通过逻辑检验。

（二）变量操作化

素养水平变量的操作化：中医药健康文化素养水平，指个人理解掌握中医药学科理念和知识、中医药文化常识、中医药健康生活方式、中医药公众适宜方法的程度，并运用这些信息维护和促进自身健康、提高文化素质的能力，具体指具备基本中医药健康文化素养的人占总人群占的比例。本次调查包含中医药基本理念、中医药健康生活方式、中医药公众适宜方法、中医药文化常识、中医药信息理解能力 5 个维度。对于公民是否具备中医药健康文化素养水平的判断标准为：问卷得分达到总分的 80% 及以上（即得分 ≥ 80 分），则判定为具备中医药健康文化素养。其中，某一维度得分达到该维度题目总分的 80% 及以上，则判定具备该维度的素养。

其他变量的操作化：城乡变量是根据调查点所在社区类型（居委会、村委会）判定。数据中出现两个居委/村委合并调查情况，进一步根据被调查样本实际所在地进行判断。年龄则根据调查年份和出生年份获得①，并划分年龄组变量，15岁至34岁为第一组、35岁至54岁为第二组，55岁至69岁则归为第三组。文化程度变量，小学及以下（不识字或识字很少、小学）、初中、高中/职高/中专、大专及以上（大专/本科、硕士及以上）。职业变量，体制内单位人员（公务员、教师、医务人员、其他事业单位人员）、学生、农民、工人、企业人员、其他。家庭年收入划分为四组，分别为低于8万、大于等于8万小于12万、大于等于12万小于20万、20万以上。自评健康状况变量划分为两组，好、比较好为一组，一般、比较差、差为一组。

（三）样本描述性统计

2021年样本分布如表1所示，城市人口79.18%，农村人口20.82%；性别方面，男性有43.26%，女性有56.74%；年龄分布方面，15—34岁比例为14.21%、35—54岁比例为33.73%、55—69岁比例为52.06%，调查对象平均年龄为51.96±13.92岁；教育程度分布方面，小学及以下占比（不识字/少识字、小学）为11.14%，初中为27.12%，高中/职高/中专比例为27.75%，大专/本科及以上比例为33.99%；未患慢性病比例为62.36%，患慢性病比例为37.64%；职业分布方面，体制内单位人员（含公务员、医生、教师等）比例为17.96%，学生比例为2.29%，农民7.86%，工人比例为17.86%，企业人员比例为28.84%，其他类型职业的有25.20%；家庭方面，年收入

---

① 计算公式：年龄＝｛YEAR（调查日期）－YEAR（出生日期）｝+IF｛［MONTH（调查日期）－MONTH（出生日期）］＜0，－1，0｝。

低于 80000 元占 36.28%，80000—120000 元比例为 27.54%，120000—200000 元比例为 14.32%，高于 200000 元比例为 21.86%；样本户籍分布，户籍是在本市的占比为 85.79%，非本市的有 14.21%；自评健康方面，自评健康状况好／比较好的占比超 6 成（62.26%），差／比较差／一般的占 37.74%。

表 1　2021 年调查对象基本情况（N=1921）

	调查对象数（%）		调查对象数（%）
城乡		**职业**	
城市	1521（79.18）	体制内单位人员	345（17.96）
农村	400（20.82）	学生	44（2.29）
性别		农民	151（7.86）
男	831（43.26）	工人	343（17.86）
女	1090（56.74）	企业人员	554（28.84）
年龄（岁）		其他	484（25.20）
15—34	273（14.21）	**家庭年收入**	
35—54	648（33.73）	< 8	697（36.28）
55—69	1000（52.06）	8—	529（27.54）
文化程度		12—	275（14.32）
小学及以下	214（11.14）	≥ 20	420（21.86）
初中	521（27.12）	**户籍在本市**	
高中／职高／中专	533（27.75）	是	1648（85.79）
大专及以上	653（33.99）	否	273（14.21）
慢性病		**自评健康状况**	
有	723（37.64）	好／比较好	1196（62.26）
无	1198（62.36）	差／比较差／一般	725（37.74）

（四）分析方法

研究使用 STATA13.1 软件进行分析，采用 logit 模型探索中医药健康文化素养的影响因素。以 2015 年上海市 1% 抽样调查人口资料为参照，按照性别、年龄对各项指标进行标化。

二、数据分析结果

"未病先防、既病防变、瘥后防复"的"治未病"理念，是中医药应对重大疫情的有力武器。中医药治疗疫病历史悠久，中医药在抗疫过程中更是深入参与新冠肺炎救治全过程，各大中医医院投入到隔离点、方舱等场所工作，对全人群开展中医药发放等工作。因此经历过疫情的防控相应政策后，大众对于中医的作用和认知有所变化，进而对于中医药素养的普及也会有些新变化。

（一）上海市中医药健康文化知识普及情况

1．基本情况：信任率提升，总体保持平稳

2021 年上海中医药健康文化知识标化后的普及率为 92.58%，阅读率为 90.96%，信任率为 92.24%，行动率为 64.28%。与 2020 年的情况相比较，普及率、阅读率和行动率在数值上略有下降，信任率得到提升。经历了 2020 年新冠疫情后，市民对于中医药的态度有所变化，其中信任率 2021 年比 2020 年增加了 0.19 个百分点（标化）。说明 2021 年上海市居民对于中医药健康文化知识的信任，其他方面基本保持平稳。

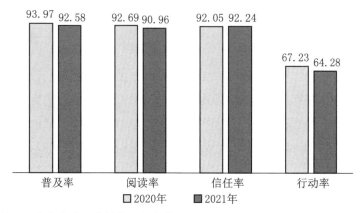

图 1　上海市中医药健康文化素养 2020—2021 年普及状况（标化率 %）

2. 中医药健康文化知识普及因素分析

为了进一步分析影响 2021 年上海市中医药健康文化知识普及的因素，采用 Logit 模型，中医药健康文化知识普及、阅读、信任和行动均使用虚拟变量表示。普及与否，指有通过日常生活、工作、学习、就医、大众媒体以及其他公共场所能够接触到中医药健康文化知识的情况。即能够回忆起所在街道 / 社区（乡镇 / 村）、医疗服务机构、城市 / 县城、工作单位、学校等场所开展过某种形式的中医药健康文化知识宣传的情况。阅读与否，指有通过中医药健康文化知识宣传栏、中医药健康文化知识印刷材料、中医药健康文化知识音像材料、中医药健康文化知识公共场所等渠道和大众媒体有效获取中医药健康文化知识的情况。信任与否，指有认识到中医药知识有助于改善自身健康状况或向家人 / 其他人推荐和介绍过中医药健康文化知识的情况。行动与否，指有将学习到的中医药健康文化知识应用于日常生活当中的情况。

表 2 是影响中医药健康文化知识普及因素的分析模型结果，模型 1 是影响普及与否的 logit 模型，控制其他变量的情况下，城乡变量、教育变量影响着是否普及。具体来说，控制其他变量，城市群体比农村群体获得普及的发生比高，并在 $p < 0.001$ 上显著。中医素养数据呈现与小学及以下的教育程度相比，教育程度越高普及到的发生比越高，即拥有更高的教育更可能有中医药健康文化知识的普及，结果有统计学意义（$p < 0.001$）。

模型 2 是阅读模型，控制了其他变量后，城乡、教育程度和是否有慢性病影响着阅读与否。数据呈现出控制其他变量，城市群体的居民阅读发生比高于乡村群体。另外，患有慢性疾病相对于没有疾病的阅读发生比更低，在 $p < 0.01$ 的水平上显著，即有慢性疾病的群体更不会有通过中医药健康文化知识宣传栏、中医药健康文化知识印刷材

料、中医药健康文化知识音像材料、中医药健康文化知识公共场所等渠道和大众媒体有效获取中医药健康文化知识的情况。

模型 3 是信任模型，控制了其他变量，数据呈现出性别、教育程度和收入上对信任与否有显著性作用。控制其他变量，男性要比女性的信任的发生比低，即男性比女性更不会认识到中医药知识有助于改善自身健康状况或向家人 / 其他人推荐 / 介绍过中医药健康文化知识的情况。另外控制其他变量，教育程度越高，被访者对于中医药健康文化信任的发生比越高，在 $p < 0.01$ 的显著水平上显著。职业群体中，控制其他变量，农民和企业人员相对于体制内单位人员信任的发生比更低，并且在数据上呈现显著。

模型 4 是行动模型，控制其他变量，性别、城乡、户籍、年龄、教育程度、职业和自评健康状况都对行动与否存在着显著影响。具体来说，控制其他变量的影响，女性相对于男性行动的可能性更高；居住在城市地区比农村地区有更多的行动发生比，在 $p < 0.001$ 的水平上显著；拥有上海户籍的比没有上海户籍的行动发生比更高；相对于年轻群体（15—34 岁），年纪越大群体行动可能性越高；相对于小学及以下学历的，教育程度越高行动可能性越高；相对于自评健康状况不好的，自评状况好的更可能将学习到的中医药健康文化知识应用于日常生活中。

表 2　中医药健康文化知识普及因素 Logit 模型

	（1） 普及与否	（2） 阅读与否	（3） 信任与否	（4） 行动与否
男性	−0.280 （0.176）	−0.119 （0.158）	−0.472** （0.166）	−0.432*** （0.105）
城市	0.713*** （0.199）	0.448* （0.183）	0.356 （0.198）	0.489*** （0.138）

（续表）

	（1）普及与否	（2）阅读与否	（3）信任与否	（4）行动与否
上海户籍	0.185（0.266）	0.146（0.245）	0.057（0.274）	0.395**（0.152）
年龄				
35—54	0.269（0.364）	0.229（0.346）	0.299（0.385）	0.350（0.181）
55—69	0.450（0.400）	0.202（0.373）	−0.269（0.404）	0.523*（0.208）
教育程度				
初中	0.939***（0.243）	1.012***（0.221）	1.378***（0.238）	1.022***（0.200）
高中/职高/中专	1.593***（0.297）	1.512***（0.260）	1.355***（0.266）	1.218***（0.214）
大专及以上	2.127***（0.369）	2.122***（0.332）	1.909***（0.347）	1.477***（0.235）
职业				
学生	−0.044（0.847）	−0.684（0.737）	−1.334（0.701）	−1.207**（0.368）
农民	−0.056（0.424）	−0.581（0.406）	−1.137**（0.429）	−1.132***（0.278）
工人	−0.296（0.367）	−0.598（0.359）	−0.699（0.388）	−0.465*（0.189）
企业人员	−0.248（0.350）	−0.434（0.352）	−0.777*（0.370）	−0.211（0.166）
其他	−0.744*（0.333）	−1.352***（0.328）	−1.104**（0.364）	−0.634***（0.170）
收入状况				
中收入	−0.474（0.487）	−0.369（0.419）	0.268（0.404）	−0.046（0.282）
高收入	−0.350（0.458）	−0.166（0.390）	0.358（0.369）	0.253（0.243）
自评健康好	−0.167（0.188）	−0.023（0.166）	0.033（0.174）	0.247*（0.113）

（续表）

	（1） 普及与否	（2） 阅读与否	（3） 信任与否	（4） 行动与否
患慢病	−0.357 （0.199）	−0.369* （0.176）	−0.237 （0.185）	0.018 （0.123）
常数项	1.304* （0.654）	1.397* （0.605）	1.584* （0.627）	−1.332*** （0.380）
N	1921	1921	1921	1921
Log-likelihood	−489.112	−581.815	−536.029	−1111.772

注：显著性水平 $* p < 0.05$，$** p < 0.01$，$*** p < 0.001$，括号内数字为标准误。年龄的参照组为 15—34 岁；教育程度的参照组为小学及以下；职业的参照组体制内单位人员；收入的参照组为低收入群体。

（二）中国公民中医药健康文化素养水平状况

1. 基本情况：中医药文化素养有四项指标显著提升

2021 年上海市中国公民中医药健康文化素养水平标化为 34.62%，高于 2020 年的 30.33%（标化率）。说明了 2021 年上海市居民的中医药健康文化素养水平得到了进一步的稳定发展，在疫情防控常态化的背景下，这与中医药参与疫情救治防控的行动密不可分。大众对于中医药的态度看法都得到了转变和提升，中医药健康文化素养的水平得到了提升。

2021 年中医药信息理解能力继续保持，中医药文化常识和中医药健康生活方式是三年最好水平。图 2 呈现 2019—2021 年上海市中医健康文化素养状况，中医药健康文化素养包括五个维度，为中医药基本理念、中医药健康生活方法、中医药公众适宜方法、中医药文化常识和中医药信息理解能力。2021 年相比较 2020 年各指标均有进展（除中医药信息理解能力外），中医药信息理解能力继续保持较高水平，达到 63.71%。中医药文化常识和中医药健康生活方式达到三年最好水平，中医药公众适宜方法、中医药基本理念与 2020 年相比均有提升。

2021 年数据呈现五个维度中，除了中医药公众适宜方法指标外，其余指标均高于 50%，其中中医药信息理解能力最高为 63.71%。中医药公众适宜方法最低为 9.3%，但与前一年数据相比有所提升。

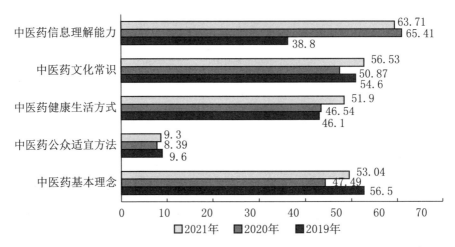

图 2　上海市中医药健康文化素养 2019—2021 年分布（标化率 %）

2. 影响中医药健康文化素养因素分析

中医药健康文化素养问卷框架包含五个维度：中医药基本理念、中医药公众适宜方法、中医药健康生活方式、中医药文化常识和中医药信息理解能力。为了进一步分析影响上海市 2021 年中医药健康文化素养的因素，因此生成六个变量，即是否拥有这些素养，是否拥有中医药健康文化素养（有 =1，没有 =0），是否拥有中医药基本理念素养（有 =1，没有 =0），是否拥有中医药公众适宜方法素养（有 =1，没有 =0），是否拥有中医药健康生活方式素养（有 =1，没有 =0），是否拥有中医药文化常识素养（有 =1，没有 =0），是否拥有中医药信息理解能力素养（有 =1，没有 =0）。采用 logit 模型进行分析 2021 年影响中医药健康文化素养因素，结果如下（表 3）。

表 3 2021 年中医药健康文化素养影响因素 Logit 模型

	中医药健康文化素养		中医药健康文化素养
男性	−0.354** （0.111）	农民	−1.295* （0.517）
城市	0.729*** （0.189）	工人	−0.244 （0.187）
上海户籍	0.166 （0.163）	企业人员	−0.321* （0.149）
年龄		其他	−0.463** （0.164）
35—54	0.369* （0.176）	收入状况	
55—69	0.171 （0.209）	中收入	−0.152 （0.399）
教育程度		高收入	0.895** （0.305）
初中	0.374 （0.317）	自评健康好	0.174 （0.119）
高中 / 职高 / 中专	0.933** （0.317）	未患慢病	0.179 （0.132）
大专及以上	1.745*** （0.327）	常数项	−3.290*** （0.496）
职业		N	1921
学生	−0.871* （0.417）		

注：显著性水平 $* p < 0.05$，$** p < 0.01$，$*** p < 0.001$，括号内数字为标准误。年龄的参照组为 15—34 岁；教育程度的参照组为小学及以下；职业的参照组体制内单位人员；收入的参照组为低收入群体。

性别、城乡、年龄、教育程度、职业和收入对是否有中医药健康文化素养有显著影响，存在统计学意义。中医药健康文化素养分析模型中，控制性别、年龄、教育等变量后，男性有中医药健康文化素养比女性低，在 $p < 0.01$ 上呈现显著。城乡差异方面，城市群体要比农村群体具有中医药健康文化素养的可能性更大（$p < 0.001$ 上呈现显

著）。教育程度方面，控制其他变量，数据呈现高中/职高/中专和大专及以上比小学及以下的更可能拥有中医药健康文化素养。职业方面，控制其他变量，学生、农民、企业人员比体制内单位中有中药健康文化素养的可能性低。在收入方面的影响，控制其他变量，高收入群体相对于低收入群体也呈现出更可能拥有中医药健康文化素养。

在分析影响是否拥有中医药健康文化素养后，继续分析构成中医药健康文化素养的五维度。模型分析结果如表4所示，模型2是否拥有中医药基本理念模型中，控制其他变量后，性别、城乡、教育程度和职业会对是否拥有基本理念有显著影响，存在统计学意义。具体来说，控制其他变量，男性比女性有基本理念的发生比更低，城市群体比农村群体更可能获得；教育程度越高则越可能获得基本理念素养；农民和工人相较于体制内单位成员获得的比例更低。

模型3中医药公众适宜方法素养的模型，控制其他变量，城乡变量呈现显著影响，城市群体拥有公众适宜方法素养比例更高，在 $p < 0.001$ 水平上显著。

模型4中医药健康生活方式模型，控制其他变量，女性、城市地区、年纪大、高教育程度和高收入群体有助于提升中医药健康生活方式素养，并且数据上呈现显著性。

模型5中医药文化常识水平模型，户籍和年龄变量对于中医药文化常识素养获得不显著，收入变量影响中医药文化常识素养获得，存在统计学意义。具体来说，高收入群体相对于低收入有更高的可能性获得文化常识素养。

模型6是中医药信息理解能力模型，控制其他变量，性别、教育和收入变量对于拥有中医药信息理解能力素养有显著影响。控制其他变量，女性、高教育、高收入群体更可能获得中医药信息理解能力，结果存在统计学意义。

表 4　2021 年中医药健康文化素养五维度影响因素 logit 模型

	（2）基本理念	（3）公众适宜方法	（4）健康生活方式	（5）文化常识水平	（6）信息理解能力
男性	-0.373*** （0.100）	-0.193 （0.172）	-0.593*** （0.100）	-0.147 （0.104）	-0.380*** （0.100）
城市	0.285* （0.140）	1.712*** （0.479）	0.383** （0.140）	0.566*** （0.151）	0.036 （0.136）
上海户籍	0.161 （0.149）	0.456 （0.275）	0.104 （0.149）	-0.180 （0.158）	0.239 （0.150）
年龄					
35—54	0.193 （0.172）	0.199 （0.262）	0.351* （0.171）	0.049 （0.181）	0.118 （0.180）
55—69	0.305 （0.198）	-0.123 （0.324）	0.457* （0.197）	-0.318 （0.205）	0.293 （0.205）
教育程度					
初中	0.459* （0.212）	-0.812 （0.470）	0.875*** （0.211）	1.064*** （0.266）	0.486* （0.190）
高中/职高/中专	0.908*** （0.221）	-0.151 （0.450）	1.191*** （0.222）	1.616*** （0.272）	0.640** （0.204）
大专及以上	1.461*** （0.239）	0.206 （0.465）	1.685*** （0.240）	2.422*** （0.287）	1.522*** （0.227）
职业					
学生	-0.388 （0.363）	0.000 （0.374）	-0.776* （0.374）	0.577 （0.400）	1.122* （0.465）
农民	-0.926** （0.296）	-0.811 （0.836）	-0.188 （0.280）	-0.378 （0.339）	0.157 （0.260）
工人	-0.354* （0.173）	0.263 （0.286）	-0.084 （0.175）	0.074 （0.176）	-0.004 （0.176）
企业人员	-0.202 （0.147）	-0.096 （0.219）	-0.246 （0.147）	0.049 （0.150）	-0.126 （0.153）
其他	-0.227 （0.156）	-0.350 （0.262）	-0.082 （0.157）	-0.174 （0.159）	-0.222 （0.160）
收入状况					
中收入	0.394 （0.293）	-0.073 （0.681）	0.068 （0.289）	0.162 （0.307）	0.588* （0.272）

（续表）

	（2）基本 理念	（3）公众 适宜方法	（4）健康 生活方式	（5）文化 常识水平	（6）信息 理解能力
高收入	0.882*** （0.248）	0.563 （0.529）	0.858*** （0.243）	0.682** （0.252）	0.788*** （0.234）
自评健康好	0.190 （0.107）	0.101 （0.185）	0.094 （0.107）	−0.073 （0.112）	−0.100 （0.107）
患慢病	0.010 （0.117）	−0.022 （0.211）	0.125 （0.117）	0.120 （0.122）	−0.141 （0.115）
常数项	−1.936*** （0.386）	−4.563*** （0.857）	−2.232*** （0.386）	−2.325*** （0.422）	−1.121** （0.368）
N	1921	1877	1921	1921	1921

注：显著性水平 $*p < 0.05$，$**p < 0.01$，$***p < 0.001$，括号内数字为标准误。年龄的参照组为15—34岁；教育程度的参照组为小学及以下；职业的参照组体制内单位人员；收入的参照组为低收入群体。

（三）中医药健康文化素养的城乡差异

对于上海2021年中医药普及工作和素养的分析发现，不同人群分析比较，农村地区、低文化程度、低人均收入居民的中医药健康文化知识普及率、阅读率、信任率和行动率都相对较低，同时中医药健康文化素养方面，城乡差异在统计学意义上显著。而这些要素正符合城乡间人员特征的差异，要提升整体的中医药健康素养水平，就需要从农村入手。

表5展现的是上海中医药普及工作城乡分布状况，城市的中医药的普及率、阅读率和信任率均高于92%，而农村地区的均在90%以下。城市的中医药普及的行动率为68.34%，接近七成，但农村的不到五成（46.63%）。表6展现的是中医药健康文化素养及要素城乡分布，城市的素养水平与农村的相差超25%，城市群体在基本理念、公众适宜方法、健康生活方式、文化常识水平和信息理解能力均高于农村，公众适宜方法相差较大。

表5　上海中医药普及工作城乡分布（标化％）

	普及率	阅读率	信任率	行动率
总体	92.58	90.96	92.24	64.28
城市	94.48	92.89	93.89	68.34
农村	84.31	82.56	85.09	46.63

表6　中医药健康文化素养及要素城乡分布（标化％）

	中医药健康文化素养	基本理念	公众适宜方法	健康生活方式	文化常识水平	信息理解能力
总体	34.62	53.04	9.3	51.9	56.53	63.71
城市	39.32	57.36	11.13	56.06	61.35	66.35
农村	14.14	34.22	1.36	33.8	35.6	52.26

　　上海中医药普及工作（图3）和中医药健康文化素养职业分布（图4）的情况也呈现出了农民群体的弱势地位。从图3可看出农民群体的普及率、阅读率、信任率、行动率均最低，行动率只有27.31％，而体制内单位人员有74.38％。图4则展示了中医药健康素养及要素职业分布，农民群体各项指标均低于其他群体。因此需要重点提升这部分群体的中医药素养，才能提升整体的水平。

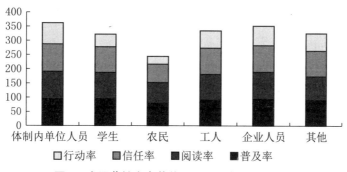

图3　中医药健康素养普及职业分布（标化％）

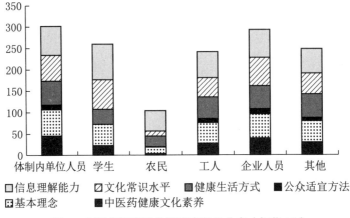

□ 信息理解能力　☑ 文化常识水平　■ 健康生活方式　■ 公众适宜方法
田 基本理念　　　■ 中医药健康文化素养

图 4　中医药健康素养及要素职业分布（标化 %）

三、结论与讨论

中医在 2020 年的疫情防控中，不仅在快速改善症状和减少转重率等方面取得了明显的成效，同时在预防、康复乃至心理调摄等方面也发挥了重要的作用。疫情常态化治理的几年，中医素养的推广更加动员各界力量参与，从而能更好地实现中医药素养的"知信行"。因此，总结目前中医药素养普及的一些问题，提出相应的对策建议。

（一）中医药素养普及的现状与问题

1．中医药素养水平提升，优势群体素养水平更佳

2021 年上海市中医药健康文化知识普及总体水平得到提升。从标化率来看，2021 年上海中医药健康文化普及率为 92.58%，阅读率为 90.96%，信任率为 92.24%，行动率为 64.28%。2021 年上海市中国公民中医药健康文化素养水平标化为 34.62%。2021 年上海市居民的中医药健康文化素养水平得到了进一步的稳定发展，在疫情防控常态化的背景下，中医药健康文化素养的水平得到了提升。

中医药健康文化知识普及方面，2021 年的数据呈现女性要比男性更多的信任与行动。与 2020 年相似，女性要比男性更多地信任中医药

相关知识；女性会"把学习到的中医药健康文化知识用于日常生活当中"。女性有更高的中医药健康生活方式水平。在多因素分析中可见，女性在中医药健康生活方式获得方面比男性高，更可能获得中医药健康生活方式水平。

在中医药健康文化素养水平方面，优势群体（城市户籍、高教育、高收入、健康群体）更加可能具备中医药健康文化素养。在影响中医药健康文化素养获得的分析中发现，优势群体更加可能获得中医药健康文化素养。从分维度素养的影响因素分析中也发现优势群体对于中医药基本理念、中医药公众适宜方法、中医药健康生活方式、中医药文化常识、中医药信息理解能力的掌握更高。

2．大众传媒在素养普及中占八成，新媒体起重要作用

2021 年的普及率为 92.58%（标化率），与 2020 年的数据比较，各个主体的比例也有下降，但是趋势保持一致，大众传媒的传播还是主要方面。2021 年在大众传媒的普及率为 85.58%，中医药健康文化知识在其他不同场所中的普及率从高到低依次为：医疗服务机构（71.79%）、市 / 县城（67.88%）、街道 / 社区（乡镇 / 村）（66.63%）、所在城学校（52.08%）、工作单位（46.70%）。数据显示，大众传媒是中医药健康文化知识普及的最主要场所，而在学校和工作单位中的文化知识普及率也都超过了 45%，可持续开展中医药健康文化进校园和进单位的活动。

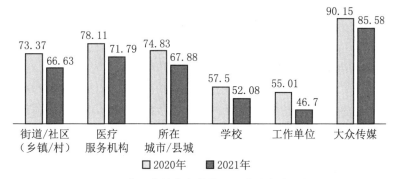

图 5　中医药健康素养普及渠道分布（%）

通过大众传媒获取中医药健康文化知识的比例最高（85.58%），2021 年大众媒体中阅读率由高到低排名前三的为电视、手持终端、互联网，比例均超过 60%，而杂志排名则为最后（38.47%），电视仍然是广大民众获取中医药健康文化知识的第一渠道。2017 年中国公民中医药健康文化素养的国家报告提到"手持终端和互联网阅读率的增长速度非常快"，说明互联网对于健康传播有极大的促进作用。从图 6 中 2020—2021 年的数据可见从电视获取中医药信息的比例下降，这与互联网的普及密切相关。

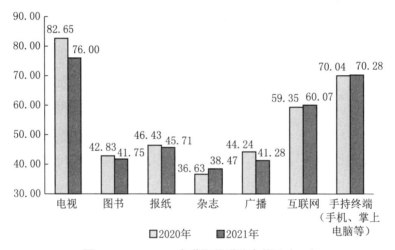

图 6　2020—2021 年获取渠道分布状况（%）

老年人对于互联网的使用比年轻人要滞后，大众传媒获取方式存在年龄的差异，使用电视和报纸获得中医药健康文化知识年龄间差异较小，但是对于新媒体的使用，例如对于互联网和手持终端（手机、掌上电脑等）存在巨大的年龄差。但同时我们发现，老年群体（55—69 岁）获取信息的渠道也在发生变化，2021 年通过手持终端获取中医药健康文化知识的比例超六成（60.70%），逐步与使用电视获取的比例靠近（图 7 所示）。

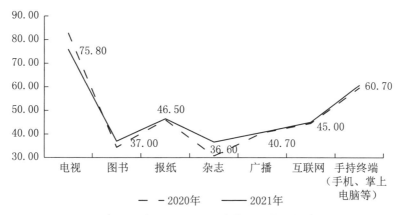

图 7　2020—2021 年 55—69 岁群体获取渠道分布状况（％）

3．中医药"知""信"基本保持不变，"行"比例下降

健康教育的"知—信—行"理论，行为改变分为获取知识、产生信念和形成行为三个连续过程，从知到行三者之间存在着因果关系。中医药"信"到"行"，中医药健康文化知识的信任到行动的推广，2020 年上海居民对于中医药健康文化知识的信任率为 92.05%（标化率），行动率为 67.23%（标化率）。2021 年上海居民对于中医药健康文化知识的信任率为 91.56%（标化率），行动率为 64.28%（标化率）。从数据可见，2021 年上海居民中医药健康文化知识的行动方面有所下降，需要对行动方面重点关注。另外，需要关注下降较多的重点人群，对比 2020 年和 2021 年的数据发现，学生群体和农民群体在信任和行动率方面下降较多，例如职业群体间差异增大，农民群体的行动率下降了 22.04%，而没有本地户籍群体的行动率比 2020 年数据也下降了近 7%。

（二）中医药素养普及的对策建议

1．系统性提升农村地区中医药健康素养水平

针对农村地区、低文化程度、农业人口、外地户籍居民和健康状况一般的居民，需要采取相应的措施以促进中医药健康文化素养水平

的提升。在分析中可发现，城乡差异和农民群体与其他职业群体的差异最为突出，农民群体的行动率比2020年下降了22.04%。因此，可先行针对这部分群体进行提升计划，在对城乡差异分析发现，影响是否有中医药健康文化素养的几个重要因素性别、年龄、教育程度、职业和收入都存在着显著的城乡差异。农村有着更低的教育程度、更低的收入、更多的男性占比等。因此针对农村特征，可以充分利用现代信息手段和教育方法，研究编制适合农村群体知识掌握特点和能力的宣传材料，降低不识字、少识字居民学习中医药健康文化素养的难度。另外，需要组织一些适合农村群体的知识普及和推广活动，提升农村群体的参与度和获得感。

2. 建立老年友好社会，提升老年群体的数字化素养

据第七次全国人口普查结果60岁及以上人口为26402万人，占18.70%（其中，65岁及以上人口为19064万人，占13.50%）。与2010年相比，60岁及以上人口的比重上升5.44个百分点。与此同时，我国新一轮科技革命和产业变革蓬勃兴起，数字技术快速发展。习近平总书记强调："我们要乘势而上，加快数字经济、数字社会、数字政府建设，推动各领域数字化优化升级。""十四五"规划和2035年远景目标纲要提出"加快数字社会建设步伐"，并作出具体部署。伴随着我国老龄化趋势日益严峻和数字化的飞速发展，老年人无法融入数字化的问题频发。在数据中可见中医药健康知识获取方面，通过大众传媒获取中医药健康文化知识的比例最高（85.58%），虽然老年群体对于新技术的学习较慢，但是2021年通过手持终端获取中医药健康文化知识的比例超六成（60.70%），因此既要看到所谓的"数字鸿沟"，更加需要将精力放在建立老年友好的数字化社会。例如，推广适老化的健康知识推广和普及等。

3．加强以家庭为单位的中医药健康文化知识"信"到"行"

中医药健康文化知识信任率明显高于行动率的特点，说明随着中医药健康文化知识普及工作的进行，在极大程度上居民实现了中医药健康文化知识由"知"到"信"转化，两者均超过90%，但是中医药健康文化知识"信"到"行"之间的行动壁垒仍未打破，信任率已达到92%，但是行动率却不到7成，在接下来的工作中仍需采取针对性的措施。

家庭沟通是指家庭成员（尤其是父母）和子女之间交换资料、信息、观点、意见、情感和态度的互动过程，体现为是否互相了解、子女对父母是否充分信任等，可借助家庭亲密度和适应性指标衡量。充分发挥家庭中女性的作用，针对女性居民喜爱中医养生保健知识，关爱家庭成员健康，关系家庭生活起居模式行动率高的特点，不断促进其自身及家庭所有成员提高中医药健康文化素养水平。充分发挥中年群体的作用，行动率中处在35岁至54岁的中年群体最高。充分发挥家庭中高教育者的作用，大专及以上的群体行动率为70.43%，远高于总体的行动率64.28%，家庭成员（尤其是父母）和子女之间可进行知识和行动的传播。

上海医药产业与医疗服务业融合发展研究

许明飞　康　琦*

医药产业和医疗服务业均为大健康产业的重要组成部分。高水平的医疗服务是上海作为一流医学中心城市的重要特征，也是最有竞争力的上海服务品牌之一。生物医药和医疗服务是互为供给侧和需求侧的关系，一方面，医药产业的产品为医疗服务提供支持；另一方面，医疗服务中发现的问题、临床需求以及原始创新也为医药产业的持续发展提供了重要动能。近年来，上海生物医药与医疗服务越来越呈现融合发展的趋势。

一、上海医药产业与医疗服务业融合发展情况简述

（一）政策环境不断优化

1. 政策体系逐步完善

近年来，上海愈发重视医药产业与医疗服务业融合发展，有关政策相继出台，政策体系逐步完善。

（1）"十三五"期间健康产业支持政策频出。2018年8月，市政

---

* 作者单位均系上海市卫生和健康发展研究中心。

府发布的《上海市关于推进本市健康服务业高质量发展加快建设一流医学中心城市的若干意见》(沪府发〔2018〕25号),即"健康服务业50条"明确提出:推动产学研医协同发展。建立产学研医供需对接机制,鼓励医疗机构尤其是三级甲等医院与健康服务业园区、企业之间的合作,建设创新药品、医疗器械示范应用基地和培训中心,形成"示范应用—临床评价—技术创新—辐射推广"的良性循环。支持医疗机构与医药企业等开展医学科技创新合作,鼓励医疗机构积极参与国际多中心的临床试验,搭建医学科研成果转化平台,为医疗新技术新产品临床应用提供支持,打造一批医学研究和健康服务业创新中心。

2019年12月,市卫生健康委、市科委、市经信委等9部门联合出台《关于加强本市医疗卫生机构临床研究支持生物医药产业发展的实施方案》(沪卫规划〔2019〕5号),从推进研究型医院建设、促进临床研究资源共享与合作、鼓励医疗卫生机构和医务人员参与临床研究、加快临床研究重点领域突破、推进生物治疗技术和重大创新产品临床应用等方面提出了24条政策举措。

2020年12月发布的《中共上海市委 上海市人民政府关于深化医疗保障制度改革的实施意见》(沪委发〔2020〕32号)专门一节是"协同促进生物医药产业和大健康产业创新发展",提出鼓励以临床需求为导向的创新药物研发,促进新技术、新材料尽快投入临床应用,支持临床研究转化项目优先纳入医保支付。

(2)产医融合、医企融合成为相关"十四五"规划重点内容。2021年1月发布的《上海市国民经济和社会发展第十四个五年规划和二〇三五年远景目标纲要》在"发挥三大产业引领作用"中,明确提到要提升生物医药产业链协同水平,推动产医融合,鼓励企业与高水平医院合作，建立医企融合示范基地，健全市级医院医企协同创新平台功能，建立医企需求对接工作机制，加快国家转化医学中心（上海）投入运营，加速临床研究成果转化，加大医保支持力度。

4月发布的《关于促进本市生物医药产业高质量发展的若干意见》（沪府办规〔2021〕5号）明确提出建立产医融合示范基地和医企对接工作机制，健全市级医院医企协同研究创新平台；支持有条件的机构建设研究型医院，与企业联合建立技术转化平台。

6月发布的《上海市战略性新兴产业和先导产业发展"十四五"规划》（沪府办发〔2021〕10号）将"医企联合协同创新工程"作为4个"重点领域专项工程"之一，明确提出"建设上海临床研究中心和上海国际医学科创中心，与医药企业合作开展创新药物和高端医疗器械产品研制。加快转化医学大设施运营，为生物医学技术发展和应用提供服务。建设重大传染病与生物安全研究院，与医药企业合作开展疫苗研发和临床研究"。

7月发布的《上海市先进制造业发展"十四五"规划》（沪府办发〔2021〕12号）中，对生物医药产业明确提出：以全链协同、成果转化为重点；推动产医深度融合，提升临床研究能力和转化水平，支持医企联合建设高水平研究型医院，建设若干产医融合创新示范基地，促进创新药物、创新医疗器械的应用推广；促进创新成果产业化，建立市—区—园区、区—区生物医药产业对接制度。

7月发布的《上海市卫生健康发展"十四五"规划》（沪府发〔2021〕10号）围绕"打通医学科技成果转化链条"，明确提出：发挥转化医学国家重大科技基础设施（上海）、市级医疗机构临床研究中心等作用，搭建合作与转化平台，加快心脑血管疾病、癌症、内分泌代谢疾病、出生缺陷、老年性疾病等重大疾病研究成果转化。在市级医院建立"临床诊疗—临床研究—技术研发—成果转化"一体化机制和服务平台。加快制定创新技术、医学影像设备、健康数字产品、新型治疗产品的临床研究与应用规范，推进临床检验创新成果转化和实验室自建检测方法的临床研究应用。支持医疗机构设立科研成果转化部门，鼓励委托第三方机构开展技术转移服务。鼓励产业园区、行业组织等建立产学研医对接平台，推动医学科技成果转化。在推进"5+X"健康服务业集聚区发展部分，明确提出：鼓励依托高水平医院，开展产学研医结合，集聚健康科技企业，培育以临床研究和转化为特色的新兴健康服务业园区，支持广慈—思南转化医学国家创新产业园区发展。

2. 管理体制不断优化

医药产业与医疗服务业体系庞大、专业化程度高，涉及诸多管理部门。除了主管全市卫生工作的市卫生健康委。上海在全国率先实施"管办分开"，由上海申康医院发展中心作为市级公立医疗机构国有资产营运与管理的责任主体和政府办医的责任主体；已开展两轮临床研究三年行动计划布局重大临床研究项目，并于2019年成立了"市级医院临床研究促进发展中心"，为市级医院开展临床研究、促进成果转化、协调医企合作提供专业化服务。

上海科技创新、生物医药产业管理体制近年也发生了重大调整。2018年，上海推进科技创新中心建设办公室（上海科创办）成立，作为市政府派出机构统筹上海科创中心建设工作。2020年，上海生物医药牵头部门由市科委转到市经济信息化委，市科委主要负责生物医药相关科技工作。2020年4月，不再保留市现代生物与医药产业发展领导小组，由吴清副市长任组长的市生物医药产业发展领导小组成立。市政府副秘书长陈鸣波和市经济信息化委主任吴金城任副组长，20个相关部门、10个区的主要领导任小组成员。领导小组下设办公室，设在市经济信息化委。

（二）产业主体优质丰富

1. 医疗资源

上海优质医疗资源丰富，这也是临床研究和应用、医药产业与医疗服务业融合发展的重要基础资源。2021年上海共有三级医院57家（市属36家），拥有儿童、口腔、神经、传染等4个国家医学中心。根据复旦医院排行榜（2019年），综合实力进入全国前十的有3家（中山、瑞金、华山），40个专科中排名全国第一的有9个（病理、传染感染、耳鼻喉、康复、内分泌、皮肤、消化病、小儿内科、整形外科），另有17个进入全国前3。此外，还有7个专科进入全国前5，总计进入前5的总次数有41次（33个专科）。

药物临床试验资质（GCP）方面，目前上海共有70家医院获得药物或医疗器械临床试验机构资质，其中获药物临床试验的机构有64家。所有市级医院均设立了临床研究中心，为临床研究项目的开展提供项目管理、研究方案设计与实施、数据管理、统计分析、质量控制等专业支撑。有些临床研究中心由医院主要领导或顶级专家担任负责人，如长海医院临床研究中心主任由李兆申院士亲自担任。有些医院还专门设立了临床研究相关具体职能部门，如九院设立了成果转化办公室，由专人负责全院知识产权和科技成果转化工作，并以此为核心在重点学科设置知识产权联络员，还建立了非常详尽的医院职务科技成果转化管理制度规章。2021年上海市级医院有临床研究床位1347张，其中Ⅰ期临床试验床位826张。

2. 医药企业

上海医药企业业态多元，这对临床研究和应用、医药产业与医疗服务业融合发展起到了重要的助推作用。国际排名前20的药品和医疗器械企业分别有18家和17家在沪设立研发总部。

截至2021年6月16日，上海共有医药类上市公司27家，总市值超10000亿元，约占全国医药上市公司市值的11%，与北京、深圳的医药上市公司市值大致相当。上市板块方面：主板12家、创业板3家、科创板12家，科创板上市企业占比44.4%，远高于北京（28.6%）和深圳（17.4%）。其中，君实生物是国内第一个PD-1上市药物的研发企业，恒瑞医药等国内创新药龙头也将总部落户在了上海。业态分布方面，涵盖医药研发生产、中药、医药研发外包（CRO）、医疗器械、体外诊断、医疗设备及耗材、医药流通等多个领域，其中医药研发生产8家、中药3家、CRO公司3家，医疗器械和体外诊断各4家，医疗设备及耗材3家，体现了上海医药产业门类齐全、优质均衡的特点。而且，上海的体外诊断（IVD）和医药研发生产外包服务也成集聚态势。体外诊断方面，除了前述的4家体外诊断专业上市公司，复星医药、药明康德、上海莱士也是IVD的龙头，此外，上市注册地不在上海的金域医学、迪安诊断、达安基因等IVD龙头在上海也设有分中心或实验室。医药研发生产外包服务方面，药明康德是市值最大的CRO上市公司，美迪西、皓元生物也是细分领域龙头，上海也是凯莱英、泰格医药等医药研发生产外包（CDMO）龙头公司的重要阵地。医疗人工智能企业近年来在上海也纷纷注册布局。

医药企业仍在加大投资建设。2021年上海全球投资促进大会上，31个生物医药领域重大产业项目集中签约，总投资352亿元。中国生物制药、威高集团、信达生物、安图生物等企业来沪落地。和记黄埔、复星医药、恒瑞医药、联影医疗、逸思医疗等企业新增项目扩大投资，日馨药业、嘉和生物等研发型企业完成本地转化。上海医药、百济神州、瓴路药业等84个签约项目（投资总额655亿元，10亿元以上重大项目22个）落地开工。药明康德、复宏汉霖、和元生物等100个在建项目（投资总额674亿元，10亿元以上项目16个）加快建设。2021年3月，投资3.5亿元落地闵行的中国干细胞集团项目创造1.5个工作日拿地开工的新纪录。

（三）载体平台覆盖广泛

1．产业园区

上海生物医药产业在一些区域集聚发展，呈"1+5+X"空间布局。上海40个特色产业园区中，有7个生物医药产业园区，分别是张江创新药产业基地、北上海生物医药产业园、东方美谷、临港新片区生命蓝湾、湾区生物医药港、青浦生命科学园和G60生物医药产业基地。最新的生物医药产业支持政策更是明确提出：计划3年内推出近1.25万亩可用空间，推出近630万平方米物业、定制厂房，针对性地解决产业承载能力问题。

上海医疗健康服务业（主要指社会力量举办的医疗机构、医疗服务类企业等）在一些区域也呈集聚发展态势，形成了"5+X"空间布局。其中，张江地区集聚了一批医疗机构和医药企业，为两产业融合发展提供了重要空间基础。

2．研究平台

（1）国家临床医学研究中心。国家临床医学研究中心由国家科技部会同国家卫健委、中央军委后勤保障部和国家食品药品监管总局共同开展建设，是面向我国疾病防治需求，以临床应用为导向，以医疗机构为主体，以协同网络为支撑，开展临床研究、协同创新、学术交流、人才培养、成果转化、推广应用的技术创新与成果转化类国家科技创新基地。自2012年启动以来，国家临床医学研究中心已经分4批次在 20 个疾病领域布局建设了 50 家单位。其中，上海共有 6 家医院成为代谢性疾病、消化系统疾病、口腔疾病、老年疾病、眼耳鼻喉疾病和放射与治疗 6 个疾病领域的国家临床医学研究中心。

（2）研究型医院。依托于瑞金医院的转化医学国家重大科技基础设施（上海）是"十二五"国家规划的重点领域之一，以肿瘤、代谢性疾病、心脑血管疾病等三类重大疾病转化研究，药物、试剂、材料有效性验证，大型高端医疗装备关键共性技术转化应用为目标进行设计建设的规模化、集成化、系统性综合研究设施。该项目于 2013 年立项，2016 年启动全面建设，2020 年正式启用，成为继上海光源大设施及上海蛋白质中心后第三家落户上海的国家级大设施，也是我国在生物医疗领域第一家国家级大设施。

该设施共有 300 张临床研究床位，50 间百级层流研究性病房，单体研究机构临床研究床位规模世界领先。自动化临床生物样本库总面积约 5000 平方米，最大可容纳样本约 2000 万份。该设施通过建立若干合作组、全面升级用户委员会、建立准入及评审机制、建立网上服务平台、设立公众开放日和建立开放考核机制等，主要开放共享的内容包括：公共仪器平台、成果转化技术服务、公众科普、共享实验室、开放课题研究和开放临床研究。

2021 年 4 月，上海临床研究中心在上海科技大学成立。该中心由市人民政府批准设立，是市卫生健康委下属机构，由上海科技大学建设和管理，实行理事会领导下的主任负责制。临床研究中心将按照三级综合医院进行规划建设，初期将聚焦肿瘤性疾病、神经系统疾病、泛血管疾病、呼吸疾病、风湿及肌肉骨骼疾病、感官系统疾病等研究。临床研究中心将以上海科技大学临床研究与转化医学协同创新平台为依托，预先布局与三甲医院的协同研究，为未来特色临床研究奠定团

83

队与研究基础。

3.服务平台

（1）药品审评检查长三角分中心和医疗器械技术审评检查长三角分中心。2020年12月，国家药品监督管理局在上海挂牌成立药品审评检查长三角分中心和医疗器械技术审评检查长三角分中心。分中心主要承担协助国家药监局药品审评中心、医疗器械技术审评中心开展药品、医疗器械审评事前事中沟通指导和相关检查等工作。根据合作协议，国家药监局将和上海政府一起加强顶层设计，建立科学高效专业的区域性审评检查工作体系，为药品医疗器械企业研发创新提供优质服务，将分中心打造为推动长三角地区高质量一体化发展的实践平台、深化药品医疗器械审评审批制度改革的合作平台、服务医药产业创新发展的孵化平台。

（2）市级医院医企协同研究创新平台（HI-CLIP）——临床试验加速器。上海市经济信息化委、上海科创办、申康医院发展中心三部门联合开发了全国首创"市级医院医企协同研究创新平台（HI-CLIP）——临床试验加速器"。该"加速器"在选择研究中心、医院GCP机构立项、伦理审查、确定研究者团队等临床研究启动前的各节点予以协调提速，改变了企业原有通过线下寻求每家医院的传统串联方式，形成了统筹管理后各家医院同时线上接收信息的并联方式，预计临床试验的平均启动时间将从6—13个月缩短至3—5个月。上海生物医药企业目前只需登录一网通办，完成线上申请，由相关部门审核后，就可在线匹配意向医院。该平台将整合本市医企资源，大幅提高企业端发起的注册类临床研究的工作效率，进一步推进本市产医融合。

（四）创新产出持续增长

1.研究项目

药物临床研究与主要城市差距缩小。近年来，上海医院药物临床研究数量始终保持增长趋势。2020 年达到了 719 项，与纽约、波士顿、北京的差距进一步缩小。

表　2016—2020 年世界主要城市药物临床试验开展情况

年份	纽约	波士顿	伦敦	东京	北京	上海	广州
2016	1089	895	649	152	502	408	344
2017	1279	1027	770	147	712	541	410
2018	1265	1037	780	127	757	627	463
2019	1156	990	750	138	785	663	464
2020	1117	946	583	117	782	719	455

数据来源：ClinicalTrials.gov，检索日期为 2021 年 7 月 1 日。

2．创新产品

近年我国新上市的 39 个国产Ⅰ类新药中，有 7 个上市许可持有人地址在上海。2020 年，上海新增药品批准文号 17 个；境内第三类医疗器械首次注册 89 项，数量位居全国第 5；获批国家创新医疗器械产品 19 个，数量位居全国第 2。一些重磅创新产品更是填补了空白，包括国产首个 PD-1 单抗药物（君实生物的特瑞普利单抗注射液）、首个从发现到临床都在国内完成的抗肿瘤新药（和记黄埔＋礼来的呋喹替尼胶囊）、国产首个 CAR-T 疗法产品（复星凯特阿基仑赛注射液）、全球首台全景动态 2 米 PET-CT、国产首台一体化 PET-MR 等。

3．经济产出

（1）产业产出。据上海市统计局统计，2020 年上海健康产业总产出达 6905.94 亿元，同步增长 1.3%。其中，医疗卫生服务产出最高，达 2235.92 亿元，占健康产业总产出的 32.38%；其次为药品及其他健康产品流通服务，达 1145.61 亿元，占 16.59%；医疗制造产出为

1085.84 亿元，位居第三，占 15.72%。医药制造业产值仅比北京低。

（2）医院科技成果转化。一些医院医学科技成果转化工作开展较好。2018 年，九院以 1.2 亿元独家转让了一项脂肪干细胞用于皮肤相关治疗的技术。上海市公共卫生临床中心近年研究成果转化出的技术专利包括有 4 个疫苗、2 个药物以及 4 个医疗器械，专利转让费总金额接近 6 亿元。

二、上海医药产业与医疗服务业融合发展的难点和瓶颈障碍

（一）优质医疗资源对产医融合带动作用没有充分发挥

1. 公立医院创新转化动力不足

顶尖公立医院集合了临床专家、基础设施、患者规模等诸多优势，是临床需求发现的第一线，是药械临床试验的主阵地，是医药产业与医疗服务业融合发展的重要载体。其中，基础设施可以短时间建设发展，但临床专家、顶级的主要研究者 PI（Principal Investigator）却无法短期培养，而且在现有环境下也较难培养，这就导致了目前整体上公立医院临床研究和转化能力还有较大不足。造成以上问题的原因主要包括：

一是临床服务负荷重，精力有限。在目前制度环境下，高水平公立医院承担着大量的患者诊疗工作，几乎都处在满负荷或超负荷工作状态。虽然有些医院和医生在积极开展医药创新工作，但从整体而言，这些高水平医院并没有太多余力开展临床研究和转化。这也造成了目前顶级 PI 愈发"吃香"的现象。目前的医疗服务负荷无法培育更多优秀、顶级 PI，随着临床研究的需求愈发增加，优质临床研究专家稀缺的问题将会愈发突出，我国患者规模大、临床研究成本相比西方发达

国家相对较低的优势也将难以充分发挥。

二是激励机制不顺畅，动力不足。作为国有资产，公立医院与企业合作临床研究时会受到体制的约束。比如，"科改25条"关于科技成果转化作价入股只提到了高校和研究机构，未明确公立医院，因此顾及国有资产流失等审计问题，公立医院只能一次性转让，但这不利于临床研究产品的长期研发及改良。此外，公立医院作为事业单位，绩效工资水平限制了医务人员开展临床研究的积极性。从事临床研究的人员尚缺乏专门的职称序列，这也极大影响了其未来的职业发展。

三是流程繁琐且有差异，效率不高。公立医院在临床研究项目沟通洽谈、申请立项、开展推进等环节仍有待优化。而且医院之间不尽相同，有些甚至差异较大，这极大增加了企业成本，影响了临床研究的效率。比如各医院临床研究要求材料、伦理委员会会议频率等各异，企业在沟通和立项阶段需要花费较多时间。

2. 社会办医无法开展药物临床试验

近年来社会办医数量不断增加，尤其是上海已培育了一些特色社会办医院。但是，这些社会办医在医药创新方面还远远没有发挥相应作用。2023年上海获得药物临床试验（GCP）机构资质医院中，仅有2家社会办医，分别是上海国际医学中心和上海爱尔眼科医院。

（二）地产药企对医药创新重视不够

近年来，随着药械上市、价格、医保等重要政策的改革，我国医药行业的整体格局正在得到重整，创新药企正在蓬勃发展，上海也吸引了诸多创新药企进驻。但整体来看，目前上海医药企业在研发方面还存在系列问题：

一是地产药企研发投入仍不高。整体来看，多数药企研发投入仍不高，还是以追求短期回报为主，仅有个别龙头药企、创新药企较为重视研发，坚持长久创新的药企仍是少数。从全国看，上海药企研发综合实力在全国还落后于江苏。

二是创新程度仍不高。近年来上海产出了一些创新产品，自主研发能力不断增强，但总的来看原始创新还较少，比如抗肿瘤药方面，多数仍然是在借鉴国外的靶点和模式。这显然与上海集聚的优质医疗资源和研发基础不匹配，与上海打造具有全球影响力的健康科技创新中心和世界级生物医药产业集群的目标定位还有较大差距。

三是扎堆现象突出。目前创新产品同质化现象严重，有些赛道过于拥挤，这也导致了高水平重复研发及滥用，如近几年大量涌现的抗PD-1免疫治疗产品等。这也引起监管部门重视，国家药品监督管理局药品审评中心（CDE）2021年7月发布的"关于公开征求《以临床价值为导向的抗肿瘤药物临床研发指导原则》意见的通知"意在解决市场上创新疗法扎堆研发的现状，引导研发资源得到高效利用。

四是部分药企不重视临床试验规范性。近年来我愈发重视临床试验规范性，医疗机构开展临床试验也愈发规范。但调研医疗机构反映有些药企不重视临床试验规范性，意图会为了更好的临床试验结果，降低临床试验的严谨性，降低临床试验相关标准，仍抱有"走过场"的心理。

（三）平台推进产医融合发展作用有限

一是产业园区融合发展不足。产业园区是产业集聚、融合发展的重要载体。从国际经验看，顶尖医疗机构往往能在周边集聚一批医药企业及相关服务机构，进而形成产学研医融合发展的医药产业园区。目前上海虽然已形成"1+5+X"生物医药产业、"5+X"健康服务业的空间布局，但生物医药产业园区主要还是企业总部、研发总部或生产工厂，周边缺乏医疗机构，尤其是顶尖医疗机构的支持联动。健康服务业园区主要是以医疗服务和多种业态的健康服务为主，即使有医药科创机构，其规模也较小，关键园区内医疗机构主要还是社会办，在科研创新能力方面尚缺乏支撑作用。因此，目前上海尚未真正形成两产业紧密融合发展的大健康产业园区，与国际著名的长木医学园区等差距较大。此外，园区之间联动融合也有待进一步加强。

二是重大科技设施的平台作用有限。重大科技平台或设施是产业和科研连接的重要端口。依托瑞金医院建设的转化医学国家重大科技基础设施（上海）更是瞄准医学科研转化应用，理应是上海甚至是我国产医融合发展的重要载体。虽然该设施拥有300张临床研究床位，规模很大，但相比于瑞金医院自身临床研究需求，其实都无法全部满足，因此更难满足外部机构临床研究需求，难以真正发挥共享开放平台作用。

三是公共服务平台与现有流程的衔接整合不够。新建的市级医院医企协同研究创新平台（HI-CLIP）——临床试验加速器旨在加快医院与企业之间的对接，提高临床研究启动效率。这一加速器对尚处于找专家的企业和找支持的专家而言，可以起到信息传递、交流的重要平台作用。但对于顶尖医院顶尖PI而言，由于他们往往是诸多医药企业"定向"的合作伙伴或是"争夺"的专家资源，而且这些医院临床研究管理流程已经较为成熟，其平台使用积极性还有待提高。

（四）创新药械支付能力弱、应用存在堵点

1．医保政策方面

一是受限于国家医保目录，地方医保自主性不够。2019年8月，国家要求各地不得自行制定医保药品目录或用变通的方法增加目录内药品；对于原省级药品目录内按规定调增的乙类药品，应在3年内逐步消化。因此，本市已暂停地产新药纳保工作。2021年，《国家医疗保

障待遇清单（2020年版）》下发，进一步明确除国家有明确规定外，不得自行制定目录或用变通的方法增加目录内药品。目前，本市基本医保筹资较为充足，其中地方附加基金在普通门诊待遇保障上发挥了重大作用，随着普通门诊费用纳入统筹基金支付，地方附加基金的保障范围有待调整，国家药品目录与地方实际用药需求的差异有待平衡。二是基本医保与其他保障衔接难度大，多层次保障体系有待健全。国家谈判药品等目录和价格确定后，需要处理好与上海原有谈判药品、企业慈善赠药等政策的衔接，同时发挥补充医保、商业医保、互助共济等的多层次保障作用，确保患者能够享受到政策红利。

2. 医院使用方面

一是医院运营压力考量。在全面实行公立医疗机构"药品零差率"政策后，药品配备、储存、损耗等都成为公立医院的成本，药品对医疗机构从盈利因素变为成本因素，这严重影响了医疗机构配备药品的意愿。二是医院考核指标的压力。从全国来看，除2018年准入的17种抗癌谈判药外，针对其他国家谈判药品，仍有地区将其纳入"药占比""次均费用增幅"等指标考核范围，影响了公立医院配备药品，特别是费用较高的创新药的积极性。三是医生处方动力不足。创新药的安全性和有效性尚未得到广泛验证，医生开药准则无明确细则规定，仍以主观判定为准，且无相应的激励机制，使得医生对于新药的处方动力不足。

3. 患者可及方面

一是获取渠道单一。由于本市尚未开通医保药品"双通道"政策，居民用药主要集中在定点医疗机构，定点零售药店未纳入统筹基金支付范围，仅可由医保个人账户结余资金进行购买，一定程度上影响了居民用药可及性。二是针对部分药械临床试验，虽然相应的药品和医疗器械费用有对应的筹资来源（由临床项目承担），但接受试验的医疗服务等未纳入医保支付范围，仍由患者自行承担；三是部分群体用药负担过重。部分创新药、罕见病用药等，即使纳入基本医保支付范围，部分群体仍面临很高的费用负担，不利于医药产业的创新发展。

（五）配套保障环境不足

一是专业人才执业环境亟待完善。因为临床研究缺乏专门职称序列，所以医院内临床研究类人员发展前途缺乏保障。现实工作中，临床研究协调员（CRC）承担了临床研究工作的大部分，但目前我国CRC相关培养体系还不完善，CRC专业力量不足、不强，制约了临床研究相关支持工作。

二是医疗健康数据共享开放不足。数据是医药研发的重要基础，我国有大量的患者数据，在开展临床研究方面具有优势。而且上海较早就重视医疗健康信息化建设，医疗健康数据质量在全国处于领先水平。但目前数据以各家机构单体使用为主，尚没有形成开放共享机制，这也限制了更大规模临床研究的开展。

三是缺乏相关标准指引。目前研究型医院、临床研究中心建设还处于前期探索阶段，缺乏相关标准指引，针对这些新兴研究主体的研究还显不足，亟待制定和完善相应建设标准。

四是数字化管理不足。目前临床研究和转化相关工作的管理方式还相对简单，信息化程度不高，缺乏数字化、智能化管理手段支撑，这也导致了报表多、信息散、掌握难，不利于临床研究统筹规划和高效推进。

三、上海医药产业与医疗服务业融合发展的策略

（一）明确上海产医融合发展愿景目标

以国际最高标准、最好水平为标杆，瞄准医学科技创新和生物医

药产业发展，营造良好的医学科技创新生态环境，打造 3—5 家国际一流的研究型医院，建设一批医企融合发展示范基地，培育一批在国际临床科技创新前沿占有一席之地的医学科学家，实现本市牵头国际和国内多中心临床试验数量国内领先，支持发展一批创新医药企业，产出一批新规范、新指南、新技术、新材料、新器械、新设备、新药物等，支撑本市生物医药产业集群的高质量发展。

（二）支持重大疾病、优势专科和前沿医学领域产医融合发展

聚焦重点领域支持产医融合发展，一类是与上海、我国患者紧密相关的重大疾病治疗领域，包括癌症、心脑血管疾病、内分泌代谢疾病、老年性疾病、传染病等；一类是与国际顶尖水平差距较小，甚至领先国际的前沿医学领域，争取能实现"弯道超车"领域，包括细胞治疗（包括干细胞治疗）、基因治疗、基于大数据的医疗人工智能、mRNA 治疗等。此外，对于上海集聚度较高的高端医疗器械、体外诊断、研发生产外包（CXO）领域，要进一步通过产医融合，争取"长板更长"。

（三）加快建设和发展高水平研究型医院

加快建设和发展高水平研究型医院，发挥其医学科技创新策源能力。加快制定研究型医院（病房）建设标准。遴选一批三甲公立医院开设一定数量研究型病房，不对研究型病房进行效益、效率类指标考核。通过分类管理改革、提高科技创新在市级医院绩效考核中指标权重、探索独立的临床创新评价体系等方式引导医院重视医学科技创新，引导部分医院向研究型医院发展。遴选若干顶尖公立医院建设高水平研究型医院，在筹资渠道、经费使用、职称职务、薪酬体系、服务开展、成果转化等方面给予突破性政策支持。积极探索开展临床实验室自建项目（LDT），让医院尤其是研究型医院成为生物医药创新的重要源头。将瑞金医院、上海临床研究中心和中山医院上海国际医学科创中心建设成为公立高水平研究型医院的全国样板。对高水平社会办医给予等级认定倾斜，支持申请临床药物试验资质。鼓励创新药企新建研究型医院。

（四）支持创新医药企业落户、支持地产创新药企发展

加快落实《关于促进本市生物医药产业高质量发展的若干意见》（沪府办规〔2021〕5号），不断优化营商环境，支持引进创新医药企业，加大对创新医药企业扶持，加大对创新医药企业研发中心、研发项目支持，引导创新医药企业规范药物临床试验，积极培育孵化各类创新医药企业。支持重点企业和重点药品、医疗器械项目实施跟踪制度，建立跟踪清单，"一对一"提供研发、检验检测、临床试验、注册、生产上市等跨前指导服务。

（五）建立完善医企协同联动创新机制

构建市级医院、生物医药企业和临床研究专业服务公司共同参与、衔接紧密、转化顺畅、协同整合的临床科技创新生态体系，加强医疗机构与生物医药企业需求对接、战略合作。搭建医企协同创新平台，面向本市生物医药企业和医疗机构，提供临床研究试验及成果转化的需求对接和管理服务，实现产业需求、医院资源和政府服务与管理对接。不断优化HI-CLIP建设，加快医疗健康数据共享平台和机制建设，打通研究链、创新链、产业链、信息链和政策链。在产医融合发展重点支持领域，建设产医融合发展示范基地，给予专项政策支持。加强健康产业园区内产医融合，引导新建医院、园区打造产医集聚发展的新园区。争取财政资金、社会资金等建立产医融合发展基金，支持重大项目建设。

（六）加强临床研究类人才培养和执业环境优化

培养在国际临床科技创新前沿占有一席之地的领军人才，建立顶尖临床学术带头人及学术骨干与本市头部生物医药企业组成长期深度合作攻关的临床研究团队。培育一批"会临床、懂科研"的研究型医师，参加国际高水平、系统性临床研究培训。加强临床研究方案设计、数据管理、统计分析、质量控制、成果转化等临床研究专业辅助人才的培养，加大研究型护士和临床研究协调员等临床研究急需人才的培养，建立一支"精方法、重循证"临床研究辅助人才队伍。支持医院配备专职研究医生、研究护士和研究药师。建立临床研究专业职称序列。在医学院校探索设置临床研究专业，支持学科发展建设。

（七）提高创新产品支付能力、打通"最后一公里"堵点

将临床试验相关诊疗服务项目纳入医保支付。协助地产新药参加国家基本医保谈判。优化新增医疗服务项目价格审核流程，支持临床研究转化项目优先纳入医保支付。向国家争取政策支持，发挥上海基本医保附加基金作用，积极纳入地产创新药械。支持商业健康保险发展，探索医保、商保、企业、患者、慈善等多方参与的共付机制。对创新药械支付费用探索风险分担机制。对医院使用创新药械进行差异化管理考核，避免传统绩效考核指标限制创新药械应用和采购，支持医院药事委员会建设，提高创新药械纳入效率，加快推进定点药店建设，落实医保药物"双通道"政策，打通创新药械应用"最后一公里"。

（八）做实做细产医融合发展领导协调机制

加强市经济信息委、卫生健康委、申康医院发展中心、上海科创办、医保局、财政局、人社局等重要部门协同联动机制，充分发挥市生物医药产业发展领导小组及办公室的统筹领导和协调作用，建立常态化沟通协商机制，加快制定政策操作细则，推进已有政策落地，从

而真正发挥政策作用、发挥政策合力。充分把握浦东打造社会主义现代化建设引领区及五大新城、长三角一体化示范区建设等重大区域战略的机遇，大胆探索创新。学习借鉴海南自贸港、大湾区建设先进经验和创新做法，坚持人有我优，推广试点先行，如进一步推动创新药械进医保等。围绕企业经营发展痛点、难点、堵点，紧扣制约企业发展的"高频事项"，以"减负、放权、赋能"为举措，着力破解制约上海生物医药产业发展的工作难题，如MAH制度的分段生产、多点委托，特殊物品的通关便利化等。以点带面辐射全市，争取早日全市推广复制。

参考文献

［1］康琦、杨浩、许明飞：《我国研究型医院建设的实践与思考》，《中国卫生资源》2022年第3期。

［2］上海市统计局：《上海服务业统计手册》(内部刊物)。

［3］郑洁：《我国建设研究型医院存在的问题与对策》，《医学与社会》2014年第6期。

［4］沈慧青、舒之群、吴皓等：《上海某市级医院临床研究体系　建设探索与思考》，《中国研究型医院》2021年第3期。

［5］高允松、史彤、唐军：《上海生物医药研发基地现状及展望》，《上海医药》2017年第3期。

［6］贾征：《中国制药企业的研发投入策略》，《区域治理》2019年第46期。

［7］康琦、徐崇勇、许明飞等：《上海市健康产业园区发展现状研究》，《上海卫生政策研究年度报告（2017）》，上海科学出版社2017年版，第31—40页。

［8］康琦、杜学礼：《推进上海医疗健康服务业与生物医药产业对接发展研究》，《科学发展》2021年第148期。

［9］刘晓红、李丹、江旻：《临床研究协调员的工作范畴及现状分析》，《中国临床药理学杂志》2020年第6期。

［10］兰蓝、李瑞、白波、殷晋：《医疗机构数据共享关键问题研究与数据治理对策》，《中国卫生信息管理杂志》2022年第2期。

健康上海与老年教育
——基于积极老龄化视角

于　宁*

一、国家战略：健康中国与积极应对人口老龄化

在我国当前人口老龄化进程加速的背景下，健康中国与积极应对人口老龄化这两大国家战略，相互之间存在重要的依存关系。一方面，老年人是主要的健康风险群体；另一方面，健康也是养老服务体系中亟待补齐的短板。因此，有必要结合两大国家战略合力施策，在积极应对人口老龄化挑战的实践中实现健康中国的宏伟愿景。

（一）健康中国

健康中国战略是在准确判断世界和中国卫生改革发展大势的基础上，在深化医药卫生体制改革实践中形成的一项需求牵引型的国民健康发展战略。就健康中国的战略内涵来看，一方面，健康中国是以人民健康为核心的创新型发展理念，涉及科学的健康观、发展观以及科学生活方式等多方面内容；另一方面，健康中国也是包括全体人民共同奋斗目标的发展理念。从全民健康、全面卫生的角度，把居民健康融入经济社会发展所涉及的各领域的政策中，为人民健康提供有利的

---

* 作者单位系上海社会科学院城市与人口发展研究所。

社会环境。

健康中国战略，是对健康中国理念和目标理论化、系统化的重要成果，是在中国共产党的领导下的战略创新，以健康产业、健康服务、健康环境、健康保障等为依托，以形成一个与我国社会主义初级阶段国情相符合的、具有可持续发展能力的、成本低效益高的全民健康发展战略为目标。

国家卫生部2008年首次提出健康中国概念，并组织了相关专家进行了广泛研究，共同编制了《健康中国2020战略研究报告》，建议将卫生事业的工作重点从医药卫生体制改革拓展到健康维护和促进，从以防治疾病为导向，转为以促进健康为导向，将健康中国战略纳入政府的重要工作。又在之后的会议上提出"推进健康中国建设"的新目标、新要求，为更好、更高质量地满足广大人民群众对健康提出的新要求提供了制度基础、政策基础，其实质是将健康中国上升为党和国家的健康战略。2012年，党的十八大报告提出，"健康是促进人的全面发展的必然要求"。2017年，党的十九大报告将健康上升到国家战略的高度，明确提出了健康中国战略。

（二）积极应对人口老龄化

人口老龄化是社会发展的重要趋势，也是今后较长一段时期我国的基本国情。我国自世纪之交进入老龄化社会以来，老年人口数量和占总人口的比重持续增长。《2021年度国家老龄事业发展公报》数据显示，截至2021年末，全国60周岁及以上老年人口26736万人，占总人口的18.9%；全国65周岁及以上老年人口20056万人，占总人口的14.2%；全国65周岁及以上老年人口抚养比为20.8%。

回顾老龄化的历史进程，2012年底，我国60周岁及以上老年人口数量达到 1.94 亿，2013 年已突破 2 亿大关，老龄化水平接近 15%[1]。同年，我国劳动年龄人口经过 2011 年的峰值 9.40 亿人之后开始进入负增长。底部和顶部老龄化相叠加，推动人口机会窗口逼近关闭，少儿人口抚养比从 2012 年的 23.96% 提高到 2013 年的 24.36%，60 周岁及以上老年人口抚养比从 2012 年的 20.66% 上升到 2013 年的 21.58%，推动社会总抚养比从 2012 年的 44.62% 上升到 2013 年的 45.94%。由此，2013 年成为中国"养老元年"，国家从政策的角度与战略的高度确认了"养老既是事业，也是产业"。

面对日益严峻的人口老龄化形势及其带来的挑战，2012 年，党的十八大报告提出了"积极应对人口老龄化，大力发展老龄服务事业和产业"；2017 年，党的十九大报告提出了"积极应对人口老龄化，构建养老、孝老、敬老政策体系和社会环境，推进医养结合，加快老龄事业和产业发展"；2020 年，党的十九届五中全会将积极应对人口老龄化上升为国家战略；2021 年 11 月，中共中央国务院印发《关于加强新时代老龄工作的意见》，对我国推进老龄工作进行全面部署；2022 年，党的二十大报告提出了"实施积极应对人口老龄化国家战略，发展养老事业和养老产业"，对如何把握老龄化的历史机遇以及如何应对其挑战都予以高度重视。

积极应对人口老龄化，是党中央、国务院正确把握人口发展大趋势和老龄化规律作出的立足当下、着眼长远的重大战略部署。就其阶段性目标而言，到 2035 年，主要健康指标进入高收入国家行列，人均预期寿命和健康预期寿命稳步提升，老年人健康水平不断提高，有序衔接、综合连续的健康服务体系基本形成。

---

[1] 2013 年我国 60 岁及以上老年人口数量为 2.02 亿人，占总人口比重为 14.91%。

《国家积极应对人口老龄化中长期规划》提出，积极推进健康中国建设，打造高质量的健康服务体系，建立和完善包括健康教育、预防保健、疾病诊治、康复护理、长期照护、安宁疗护的综合、连续的老年健康服务体系。从普及健康生活、加大设施供给、优化健康服务三大方面建立健全健康服务体系，促进老年人身心健康。

二、理念探究：积极老龄化与老年教育

2002 年，世界卫生组织在第二次老龄问题世界大会上正式提出"积极老龄化"理念。积极老龄化理念的贯彻与实践，正是促进积极应对人口老龄化与健康中国这两大国家战略相互结合、优势互补的重要着眼点。

（一）积极老龄化的核心要义

"积极老龄化"作为 1990 年提出的"健康老龄化"理念的升级版，其基本含义是"提高老年人的生活质量，创造健康、参与、保障的最佳机遇"。积极老龄化理念将人口老龄化过程看作是一个正面的、有活力的过程，倡导老年人必须有健康生活和贡献社会的机会。

积极老龄化既适用于个体又适用于人群。它让人们认识到自己在一生中体力、社会以及精神方面的潜能，并按照自己的需求、愿望和能力去参与社会，而且当他们需要帮助时，能获得充分的保护、保障和照料。因此，积极老龄化的过程也是一个全社会参与的过程。

综上所述，积极老龄化理念的三个支柱分别是健康、参与、保障。健康，是指提高老年人生活质量，减少其因衰老带来的疾病，使其慢性疾病得到治疗和康复，以延长老年人社会参与的时间。参与，是指老年人根据自己的能力、需要和喜好，参与社会经济、文化和精神活

动。老年人通过各种方式参与到家庭、社区和社会发展中去，利用自己积累的知识、技能和经验继续为家庭、社区和社会做出贡献。保障，是指老年人在不能照顾自己的情况下，支持家庭和社区通过各种途径和努力照料他们。

（二）积极老龄化与老年教育

老年教育的开展对实现积极老龄化具有重要意义；同时，积极老龄化理念也在引导老年教育与时俱进地不断拓展与转变。

结合积极老龄化的核心理念"健康、参与、保障"来看，老年教育应当着眼以下几方面进行拓展：（1）健康管理，减轻医疗卫生负担。通过多种形式强化健康教育与健康管理，帮助老年人在自我保健与疾病防治方面提升能力，保持生理、心理、智力等方面的良好状态，做到身心健康、延年益寿。（2）权益保障，维护老人利益诉求。人进入老年期，生理、心理等各方面都会产生相应变化，因此老年阶段的需求在很大程度具有特殊性，通过法律讲座、咨询服务等多样化的老年教育，可使老年群体对自身的权益保障产生明确认识，在经济、文化、家庭关系等各方面更充分维护其利益诉求。（3）融入社会，积极参与社会发展。老年教育要重视老年人作为家庭和社会重要资源的特点属性，着力研究老年人的情感归属、社会交往等社会参与主导性需求，着眼于推动老年群体充分融入社会，参与社会发展，同时为其构建起更为完善发达的社会支持体系。（4）挖掘潜力，开发老年人力资源。人力资源开发利用是国家综合竞争力的根本源泉，老年人力资源的素质提升与开发利用更是社会在其老龄化进程中不可忽视的重要契机。《国家积极应对人口老龄化中长期规划》指出，一方面，要全面提高人力资源素质，构建老有所学的终身学习体系，建立健全社区教育办学网络，创新发展老年教育，实施发展老年大学行动计划，到 2022 年全国县级以上城市至少建有 1 所老年大学；另一方面，要推进人力资源开发利用，创造老有所为的就业环境，充分调动大龄劳动者和老年人参与就业创业的积极性，推进有意愿和有能力的大龄劳动者和老年人在农村就业创业。

当代社会，老年人不应再如过去一样仅仅被视为社会的负担和社会资源的纯消耗者，我们应当重新审视老年人的社会价值与潜在能力，通过老年教育提升老年人素质的同时也充分激发老年人自身潜力，开发老年人力资源，为社会进步做出贡献的同时也实现其自身价值的满足与超越，这也是践行积极老龄化理念的核心所在。

三、实践成就：老龄化进程中的健康上海与老年教育

上海积极应对人口老龄化挑战的过程，同时也伴随着老年教育的蓬勃发展与健康上海的深化建设。

（一）上海人口老龄化：进程与趋势

上海作为全国最早进入老龄化社会的城市，60 周岁及以上老年人口占总人口比重第一次达到 10% 的年份为 1979 年，比全国进程提早了 20 年。截至 2021 年末，全市 60 周岁及以上户籍老年人口为 542.22万人，占户籍总人口的 36.3%，即每 3 个人中至少有 1 个是老年人；65周岁及以上户籍老年人口为 402.37 万人，占户籍总人口的 26.9%；65周岁及以上户籍老年人口抚养比高达 43.3%。

图 1 展示了 2000—2021 年上海人口老龄化与高龄化程度的变动情况。上海 60 周岁及以上、65 周岁及以上、80 周岁及以上户籍老年人口规模从 2000 年的 241.76 万人、187.68 万人、30.56 万人逐年上升至2021 年的 542.22 万人、402.37 万人、83.88 万人，规模扩张均在一倍以上。

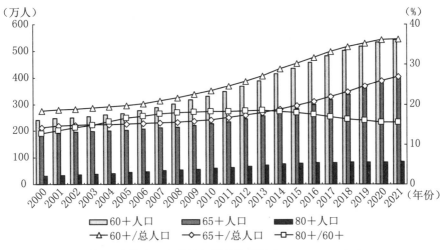

图1　上海人口老龄化与高龄化情况（2000—2021年）

老龄化趋势不仅表现在老年人口绝对数量的快速增长，而且反映在老年人口相对数量的上升。上海60周岁及以上、65周岁及以上的户籍老年人口占总户籍总人口的比重从2000年的18.29%、14.20%逐年上升至2021年的36.30%、26.90%，两者均几乎翻了一番。80周岁及以上户籍高龄老年人口占60周岁及以上老年人口的比重则从2000年的12.64%逐年上升至2013年的峰值18.46%之后，逐年小幅下降至2021年的15.47%。

根据上海社会科学院发布的《上海蓝皮书——上海社会发展报告（2022）》预测，2025年上海60周岁及以上户籍老年人口规模将突破600万大关，达到608.34万人，相应的人口老龄化率也将高达40.3%。届时上海户籍人口中，每5人中就有2名老人，全社会养老服务需求快速增长，老年人口抚养负担也将进一步加重，社会经济各方面都将面临人口老龄化带来的严峻挑战。

（二）健康上海：指标与成果

2019年8月28日，上海市出台我国首个省级中长期健康行动方案《健康上海行动（2019—2030 年）》。2022 年 8 月底，在行动实施三周年之际，上海在十大领域取得全国率先的佳绩，人均体育场地面积等 20 项指标已提前达到"健康中国 2030"目标，占指标总数的 76.9%。市民三大健康指标进一步优化，市民平均预期寿命 84.11 岁、婴儿死亡率 2.30‰、孕产妇死亡率 1.60/10 万，持续保持世界发达国家和地区领先水平。健康融入万策、惠及万众，让 2500 万市民拥有更多健康获得感。

1. 人口预期寿命水平世界领先

人口预期寿命作为市民三大健康指标之一，衡量着一个国家或地区健康工作的质量与健康水平的高低。随着社会经济的发展与医疗科技的进步，人口预期寿命不断延长，这是人类社会文明进步的表现，也是人口健康水平提升的结果。上海作为全国最早进入老龄化社会的城市，人口预期寿命也在全国遥遥领先。

表 1 全国与上海人口预期寿命比较

（单位：岁）

年份	全国	上海
1990	68.55	75.46
2000	71.40	78.77
2005	72.95	80.13
2010	74.83	82.13
2015	76.34	82.75
2020	77.93	83.67

数据来源：全国数据来源于国家统计局：《中国统计年鉴 2022》，中国统计出版社 2022 年版，上海数据来源于上海市卫生健康委：《2021 年上海市老年人口和老龄事业监测统计信息》，上海市卫健委网站：http://wsjkw.sh.gov.cn/tjsj2/20220728/23e3fe0692d744a6b994309de7b2493d.html。

1990 年，全国人口预期寿命尚未突破 70 岁，上海户籍人口预期寿命已达 75.46 岁；2020 年，全国人口预期寿命达到历史新高 77.93 岁，而上海户籍人口预期寿命早在 20 年前就已超越该水平，达到 78.77 岁，2020 年更是首次突破 83 岁大关，高达 83.67 岁。（详见表 1 与表 2）

表 2　上海市人口预期寿命变动情况

（单位：岁）

年份	预期寿命	性　别	
		男性	女性
1990	75.46	73.16	77.74
2000	78.77	76.71	80.81
2005	80.13	77.89	82.36
2010	82.13	79.82	84.44
2015	82.75	80.47	85.09
2016	83.18	80.83	85.61
2017	83.37	80.98	85.85
2018	83.63	81.25	86.08
2019	83.66	81.27	86.14
2020	83.67	81.24	86.20
2021	84.11	81.76	86.56

数据来源：《2021 年上海市老年人口和老龄事业监测统计信息》，上海市卫健委网站：http://wsjkw.sh.gov.cn/tjsj2/20220728/23e3fe0692d744a6b994309de7b2493d.html。

上海人口预期寿命不仅远高于全国水平，而且在世界范围内也持续处于领先水平。世界卫生组织发布的《2020 年全球各国人均预期寿命》报告显示（详见表 3），2020 年中国人口预期寿命为 77.3 岁[1]，在全球各国中排名第 43 位，其中，男性预期寿命为 75.8 岁，女性预期寿命为 78.8 岁。对照同年上海数据来看，2020 年上海人口预期寿命为 83.67 岁，仅次于日本（83.7 岁）；男性预期寿命为 81.24 岁，仅次于瑞士（81.3 岁）；女性预期寿命为 86.02 岁，仅次于日本（86.8 岁）、

105

① 由于计算口径不同，表 1 与表 3 数据略有差异，但不影响其可比性，特此说明。

新加坡（86.1 岁）。上海的三项人口预期寿命指标均名列前茅，位于国际领先水平。

表 3　2020 年全球各国人均预期寿命

（单位：岁）

世界排名	国家	预期寿命	性　别	
			男性	女性
43	中国	77.3	75.8	78.8
1	日本	83.7	80.5	86.8
2	瑞士	83.4	81.3	85.3
3	新加坡	83.1	80.0	86.1
4	澳大利亚	82.8	80.9	84.8
5	西班牙	82.8	80.1	85.5
6	冰岛	82.7	81.2	84.1
7	意大利	82.7	80.5	84.8
8	以色列	82.5	80.6	84.3
9	瑞典	82.4	80.7	84.0
10	法国	82.4	79.4	85.4

数据来源：世界卫生组织：《2020 年全球各国人均预期寿命》，转引自《各国人均寿命排行榜大全，世界各国人均寿命排名一览表》，全球排行榜网 http://www.meihu5.com/file/106630.html。

2. 居民健康素养水平 15 "连升"

根据国家和本市卫生健康委的部署，上海已连续 15 年开展居民健康素养监测工作。2022 年共调查 25012 名 15—69 岁城乡常住居民，覆盖全市 16 个区。本次监测结果显示，上海居民总体健康素养水平达到 39.42%，比上一年增加 1.17 个百分点，再创新高。

居民健康素养是指个体具有获取、理解、处理基本健康信息和服务，并运用这些信息和服务做出正确判断和决定，维持和促进健康的能力。其评价指标为健康素养具备率，主要围绕健康理念和基本知识、健康生活方式和行为以及健康技能等三方面，综合反映居民健康素养情况。

自 2008 年上海开展居民健康素养监测年度工作以来，居民健康素养水平持续提升，从 2008 年的 6.97% 逐年提高至 2022 年的 39.42%，15 年间提高了 4.66 倍，这意味着上海居民获取和理解健康信息，并运用这些信息维护和促进自身健康的能力有了持续显著的提高。（详见表 4）

表 4　上海居民健康素养水平

（单位：%）

年份	居民健康素养水平	年份	居民健康素养水平
2008	6.97	2018	28.38
2013	18.24	2019	32.31
2015	21.94	2020	35.57
2016	22.07	2021	38.25
2017	25.36	2022	39.42

数据来源：本文作者根据历年公开资料数据整理而得。

与 2021 年相比，男性和女性居民健康素养水平都有提升，女性居民增幅更大，从 39.42% 提升到 41.75%，提升 2.33%。绝大多数年龄段居民健康素养也都稳步提升，其中 65—69 岁年龄段居民健康素养水平增幅最大，从 26.24% 提升到 29.41%，提升 3.17 个百分点；45—54 岁年龄段居民从 35.33% 提升到 37.44%，提升 2.11 个百分点。

2022 年居民基本健康知识和理念素养水平达到 48.42%，较上一年度提升 0.52 个百分点；居民慢性病防治素养水平达到 41.65%，较上一年度提升 1.25 个百分点，健康饮食和慢病预防等方面改善明显；此外，居民健康技能和生活方式有所巩固。

综上所述，上海居民健康素养水平实现 15 年"连升"，尤其是基本知识和理念不断提升，健康技能和行为不断巩固，2022 年健康上海行动阶段性成效显著，市民健康获得感和幸福感持续提升。

（三）老年教育：发展与成就

1．上海老年教育发展概况

上海作为全国老龄化程度最高的城市之一，应对老龄化带来的"老有所学"的需求也日渐丰富多元。为帮助老年人适应社会变化、追求高品质生活，上海提出了"在学习中养老"的理念，构建了四级老年教育网络。2021 年，全市共有市级、区级（市级分校、系统校）老年教育机构 289 个，老年学员人数达 118.93 万人（详见表 5）。

表 5　上海老年教育发展情况

年份	老年教育机构（个）	老年学员（万人）
2011	277	55
2012	284	61
2013	284	64
2014	291	112
2015	291	132
2016	291	—
2017	292	201
2018	290	208
2019	287	153.57
2020	286	—
2021	289	118.93
2022	289	—

资料来源：2011—2018 年数据来源于上海市教委相关年份《上海市教育工作年报》；2019—2021 年数据来源于相关年份《上海市老年人口和老龄事业监测统计信息》。

注：2011—2018 年学员人数为表中整数万余人。"—"为数据未获得。

此外，社会各方还建立了数百个老年教育社会学习点和养教结合学习点，并通过老年人学习网、指尖上的老年教育、老年教育慕课等在线渠道完成学习资源配送；博物馆、图书馆等公共场馆也在持续开展科学普及教育活动，并将资源送入每个社区。老年教育的内容正在日益拓展，方式正在日益丰富。

上海市老年教育机构主要分为以下几类：（1）市级老年大学；（2）市级老年大学分校和系统校；（3）区级老年大学；（4）街（镇）级老年学校；（5）村居委学习点。其中，市级老年大学分校和系统校与区级老年大学为平级单位。由此构建起"市—区—街镇—居村委"四级老年教育网络。（详见表6）

表6　上海老年教育体系构成情况

年份	市级老年大学（所）	市级老年大学分校（系统校）和区级老年大学（所）	街道、乡镇级老年学校（所）	居村委老年教学点（个）
2011	5	58	214	4593
2018	4	65	221	5793
2019	4	62	221	5589
2020	4	62	220	5584
2021	4	65	220	6167

资料来源：2011、2018年数据来源于上海市教委相关年份《上海市教育工作年报》；2019—2021年数据来源于相关年份《上海市老年人口和老龄事业监测统计信息》。

"十四五"期间，除了推出老年大学"倍增计划"以外，上海也鼓励高校发挥专业优势，面向社会举办老年大学，鼓励社会力量举办特色型老年大学。目前，已有多所社会力量举办的老年大学成立，如百姓网举办的以时尚为特色的花样老年大学、小白鸽舞蹈学校举办的以舞蹈教学为主的小白鸽老年大学、上海星摄文化发展有限公司依托星光摄影城举办的以摄影技术为特点的星光老年大学等。

2. 健康素养类课程设置

根据《全民科学素质行动规划纲要（2021—2035 年）》，居民健康素养作为科学素养的重要组成部分，对人的健康状态与生活品质具有直接影响。

表 7　上海市级老年大学基本情况一览

学校	招生对象	收费标准	开设课程
上海老年大学	（1）在本市居住的退休人员；（2）具有高中、中专或同等学历及以上学历者	每门课 240 元到 320 元不等	书画、外语、钢琴、计算机、文史、保健、家政、文艺、器乐、游学等 10 个系
上海市退休职工大学	具有高中及以上文化程度、身心健康、80 周岁以下、遵守学校规定的退休人员	每门课 200 元到 350 元不等	钢笔风景淡彩写生、风光摄影、杨式太极拳、声乐初级、数码摄影、实用英语口语、实用中医保健、走秀舞台表演、民俗画、钢琴、电脑基础等
上海市老干部大学	本市离休干部、市管退休干部和市级机关系统处级退休干部	每门课 50 元到 300 元不等	《左传》选读、大脑功能训练、国画基础、书法提高、数码摄影研修、民族舞、电脑基础、交际舞基础、声乐、合唱、水彩基础、出国英语口语等
上海老龄大学	身体健康，无重大生理、心理疾病，能坚持正常学习，年龄在 80 岁以下，具有中等学历以上文化程度的机关、企事业单位的退休人员、港澳台同胞	每门课 180 元到 360 元不等	汉字艺术赏析、朗诵初级、世界史研究、国际旅游研学、摄影画面语言、数码照片后期处理、智能手机应用、书法行书、油画、足部反射疗法等
上海市军休老年大学 ①	全市军休干部	每门课 150 元到 180 元不等	电脑沙龙、朗诵、中国旅游文化、舞蹈、摄影、国画入门、太极拳、陶艺、门球、沪语、智能手机、剪纸、时政半月谈等

资料来源：本文作者根据相关公开资料整理。

① 上海市军休老年大学创建于 2021 年，其前身是上海市军队离休退休老干部大学，已创立 19 年。2022 年 4 月，市教委明确将市军休老年大学作为上海市第五所市级老年大学纳入管理。

结合表 7 归纳的情况来看，上海各所市级老年大学开设的课程中均包括健康素养类课程（表中加下划线），例如：太极拳、实用中医保健、大脑功能训练、足部反射疗法、门球等。这些课程的开设，为老年人提升健康素养、培养健康习惯、享受健康生活创造了更友好的环境，提供了更丰富的资源。

其中，上海市退休职工大学这方面特色较为突出。为了充分满足广大学员对日常保健锻炼与非药物疾病治疗的需求，在长期办学实践中，上海市退休职工大学坚持将老年保健学科系列和舞操学科系列办成学校特色，形成品牌。通过多年探索，至今已开设中医保健、心理保健、常见病防治、食疗药膳、推拿、针灸、手诊、手穴班和中医保健提高班等，逐步形成了具有学校特色的保健学科系列。同时，结合学校女性学员希望通过舞蹈学习来健身的需求，及时将舞操学科纳入特色学科的轨道，目前已开设近十门舞操课程。

此外，值得一提的是，上海开放大学作为一所专门服务上海市民终身学习的新型大学，同样承担着参与和推动老年教育的责任，近年来在老年教育领域开展了系列探索，致力于提升老年人的科学素养，助力老年人高品质生活的实现。上海开放大学老年教育学院正是这项探索的实践成果。该学院是由上海老年大学、上海开放大学和上海市老龄事业发展中心共同参与的项目。其老年教育共有老年学历教育、老年非学历教育和老年远程教育三部分内容。（1）老年学历教育开设了摄影摄像、体育保健、钢琴和声乐表演四个课程。课程周期两年半以上，结束课程学习后将颁发上海开放大学的大专文凭，招生、教学过程和日常管理都由上海老年大学承担。（2）老年非学历教育开设钢琴、声乐、舞蹈等培训课程。（3）老年远程教育的组织形式主要是通过全市各区县居村委的学习点，2018 年共有学习收视点 5811 个，参加学习的老年学员有 59 万多名，教学形式主要是通过电视网、互联网等方式，为老年群体提供远程教育服务。

在健康素养方面，上海开放大学 2021 年 7 月组织的全市老年人科学素养调查数据显示，近 9 成老年人拥有较健康的生活方式。由此可见，城市文化与个体需求相互作用，共同推动着上海老年教育在健康素养提升方面不断探索深度、拓展广度。

2021 年，上海荣获联合国教科文组织学习型城市奖，这一殊荣是对上海多年来持续构建"人人皆学、处处能学、时时可学"的学习型社会和终身教育体系的肯定和鼓励。正如联合国教科文组织终身学习研究所所长戴维·阿乔莱那在颁奖仪式所说："上海在为市民提供终身学习机会方面取得了突出进展，在一个快速变化的世界中，让所有市民都有机会不断发展自己，并为解决当地和全球的挑战做出贡献。"

四、总结展望：推进老有所学，提升健康素养

伴随着上海人口老龄化进程的加速，持续推进老有所学，积极提升健康素养，都是贯彻积极应对人口老龄化国家战略的行动体现。

（一）健康素养仍需提升

为推进人口老龄化进程中的健康上海建设工作，有必要进一步提高老年群体的健康素养水平。

2022 年上海居民健康素养水平监测结果显示，各年龄段居民中，65—69 岁年龄段居民健康素养水平增幅最大，从 26.24% 提升到 29.41%，提升了 3.17 个百分点。但就整体而言，监测结果显示，目前健康促进工作仍存在薄弱方面：一方面是人群差异需要重视，农村人口、60—69 岁老年群体、低收入群体等健康素养水平相对较低，城乡差异有一定程度扩大；另一方面是健康素养指标水平还存在结构性差

异，其中，健康技能和基本医疗素养水平仍处于较低水平。

2022 年，上海开放大学《面向老年人的科学素养和科学教育调查》①结果显示，近 9 成老年人拥有较健康的生活方式，但健康知识和健康生活技能的掌握还需进一步提高。在健康生活方式和行为测评中，90% 以上的老年人能正确判断喝牛奶、运动对骨质疏松的影响、身体没有不舒服时是否需要定期体检等有关健康生活方式的题目。在健康知识测评中，仅有 35.7% 的老年人了解高血压的判断标准，仅有 41.8% 的老年人知道成年人每天的正常饮水量。在健康技能的测评中，有 60% 左右的老年人掌握了跌倒后的科学处理方法以及如何监控血压、血糖等慢性疾病。

综上所述，当前上海老年群体的健康素养水平在各年龄段居民中相对偏低，这也意味着老年群体的健康素养水平还有相当大的提升空间。

健康素养水平是关系到老年人日常生活品质的最直接因素之一。当前广大老年市民对健康生活知识和技能的普及存在现实需求，同时也需要专业机构与服务人员帮助其实现从学习到学会，知行合一，真正提升健康素养水平，身心健康，安然养老。因此，老年教育在这方面恰恰大有可为。

（二）老年教育大有可为

上海老年教育的发展对健康上海建设工作的推进具有积极作用，以大健康视角展望前景，上海老年教育将稳步走向课程体系微调完善、资源配置趋向均衡，在共建共享中获得共赢。

1. 课程体系微调完善

上海老年教育经过多年深耕，课程体系建设不断深入，目前已初

① 2022 年 7 月，上海开放大学专门组织开展了面向老年人的科学素养和科学教育调查，调查对象为上海 60 岁及以上的老年人，通过在全市 16 个区 71 个街镇进行抽样，最终回收了 13450 份有效样本数据。

步构建起两大维度和 15 大类交叉并行发展的老年教育课程体系，涵盖社会科学类、历史类、地理类、农学类、语言类、文学类、书法类、美术类、医学类、健身类、舞蹈类、声乐类、器乐类、戏剧类、信息技术类、生活艺术类等，以满足老年人日益多元的学习需求。

为便于统一管理和统计规范，市级老年大学分校系统校和街镇老年学校均采用上海市学习型社会建设服务指导中心颁布的《上海社区课程分类体系（2016 版）》。按此口径，全市老年学校课程共分六大系列 45 类。2019 年上海老年学校教育春季开设课程班 18122 个，秋季开设课程班 18123 个，居村委办学点全年共开设班级 14723 个。

表 8　2019 年上海各级老年大学（学校）教育开设课程班情况

课程系列	春季课程班（个）	秋季课程班（个）	参与学员（人）	占比（％）
市民教育	211	209	98837	10.3
健康教育	402	436	98801	10.3
艺术修养	7612	8203	475825	49.5
文化修养	192	203	61344	6.4
实用技能	1215	1258	93074	9.7
体育健身	978	1090	133452	13.8

数据来源：刁海峰主编：《中国老年教育发展报告（2019—2020 年）》，中国商务出版社 2021 年版。

注：因居村委办学点课程不按照课程体系分类。故居村委办学点课程班未统计在上表内。

就当前课程设置来看，学员们最感兴趣的是艺术修养系列课程。表 8 数据显示，2019 年，艺术修养系列课程的参与学员人数为 475825 人，占全部学员总数的将近一半。根据前文研究界定，健康教育系列课程与体育健身系列课程均属于健康素养相关课程，参与学员人数分别为 98801 人与 133452 人，占全部学员总数的比重分别为 10.3% 与

13.8%，两者相加也不到学员总数的四分之一。

2022 年，上海开放大学《面向老年人的科学素养和科学教育调查》结果同样显示，相比科学教育类课程，老年人更青睐艺术修养类课程，其占比高达 71.9%。而与科学教育主题相关的健康教育类、实用技能类、社会科学类课程，占比依次为 31.3%、16.5% 及 14.8%。参与老年教育机构学习的老年人，对扩大科学教育供给、提高课程丰富性和层次的需求较高。

由此可见，无论从推进健康上海建设的角度，还是从积极应对人口老龄化挑战的角度来看，上海老年教育课程体系不断完善的过程中，均有必要在健康素养相关课程开设与学员招收方面适当提高比重。

教育作为社会服务，首先具有引导功能，教育不仅要基于兴趣，同时也要培养兴趣。所以我们可以在现有课程体系的基础上进行微调，适当提高健康素养相关课程所占比重，由此引导更多老年学员报名此类课程进行学习。

健康素养相关课程中传授的实用知识与技能，将会直接作用于老年学员及其家人的日常生活，使其感受到身心健康方面的显著改善。当越来越多的学员从课程学习中直接获益后，他们对健康素养相关课程的兴趣与好感度都会进一步提升，这也更有助于课程的调整、引导与推广。

同时，健康的身体与心理状态也是进一步投入学习的坚实基础，有助于从更多维度与更广角度激发老年学员的求知欲、参与度，进而积极投入终身教育各类活动。这样不仅能更充分地体现积极老龄化"健康、参与、保障"的核心理念，而且能更好地平衡老年教育课程体系中各类课程所占的比重，由此构建更为科学完善、结构均衡的老年教育课程体系，更好地服务于人口老龄化进程中的健康上海建设。

2．资源配置趋向均衡

上海市当前老年教育的总体供给较为充足，但优质教育资源分布尚不均衡。从教育资源配置与人口空间分布的关系来看，随着城市建设与经济发展定位需求的变化，中心城区人口有相当一部分不断向郊区迁移。目前中心城区老年人口相对较少，而老年教育资源配置则较多，郊区情况则与之相反。老年教育资源的空间配置均衡性方面还有待提高。随着中心城区人口导出趋势的加强以及郊区本身人口老龄化的加速，老年教育资源空间配置的不均衡现象会更凸显。结合老年人口特定的生理、心理特征以及老年教育自身的特点，老年教育资源的提供应当以就近、便捷为首要因素，才能为老年人提供真正的服务与帮助。

老年人的健康素养水平受到多方面因素的共同影响。这些因素既包括老年人的过往经历，也包括老年人的当前境况。就过往经历而言，主要包括老年人的户籍、受教育程度、退休前的工作岗位等。调查发现，拥有高学历、上海户籍、居住在中心城区、在机关事业单位工作、从事专业技术工作的老年人健康素养水平相对较高。就当前境况而言，主要包括老年人现阶段的生活居住情况、学习动力与兴趣、解决问题方式、学习方式等。尽管老年教育不能回溯性地改变老年人过往的工作和生活经历，但却可以对现阶段影响老年人健康素养提升的相关因素给予积极干预。

当前中心城区与郊区的老年教育资源配置存在结构性失衡。郊区的老年教育资源相对薄弱，因此，老年教育需要重点关注居住在郊区的老年人群。一方面，要进一步扩大老年教育供给，对郊区进行政策倾斜，通过财政补贴、政策支持等方式，对郊区尤其是各人口导入区加大教育资源供给，加强郊区各级各类老年教育机构的建设和服务；另一方面，通过盘活现有资源，实现中心城区与郊区之间优质教育资源的互联互通，积极将中心城区的老年教育服务输送到郊区。这样将有助于老年教育资源的区域分布能与各区老年人口规模相匹配，使老年教育资源的配置与供需匹配度在人口空间分布的角度达成均衡。

（三）健康上海，老有所学

综上所述，人口老龄化进程中的健康上海建设与老年教育发展相互推进、相得益彰。

老年教育的发展为健康上海建设"添砖加瓦"。一方面，老年教育机构开设的健康素养相关课程，能够为学员传授保健养生等方面的知识与技能，直接推动老年人健康素养不断提升，健康状况稳定改善；另一方面，老年教育丰富多元的课程体系与授课方式，能满足广大老年学员多样化、差异化的学习需求，使其身心愉悦、益寿延年，这也同样有助于上海主要健康指标持续优化。

健康上海行动的实施为老年教育的发展"保驾护航"。整体而言，老年人具备的健康素养越高，其自身健康状况也越好，由此将促进老年学员参与度、活跃度的提升，进而推动老年教育理论与实践的深入探索与研究，形成教学相长、养教结合的良好局面，有助于构建起充分体现"健康、参与、保障"理念的积极老年教育生态，为积极应对人口老龄化战略的实施创造更友好的社会环境。

参考文献

［1］刁海峰主编：《中国老年教育发展报告（2019—2020 年）》，中国商务出版社 2021 年版。

［2］顾泳：《健康上海行动实施三周年，20 项指标提前达到"健康

中国 2030"目标 》，https://export.shobserver.com/baijiahao/html/522628.html。

［3］国家统计局：《中国统计年鉴 2022》，中国统计出版社 2022年版。

［4］李晶：《老年教育与老年人力资源开发》，https://www.sx91.cn/zhaopin/90179，2022 年 7 月 23 日。

［5］李之昊：《上海构建充满活力的多级现代老年教育体系》，https://mp.weixin.qq.com/s/8yArOKUsHXWm0e7al6Y5dg，2023 年 1 月 17 日。

［6］林筱文：《积极老龄化视野下的老年教育》，《中国人口报》2012 年 7 月 16 日。

［7］卢汉龙、周海旺、杨雄、李骏：《上海蓝皮书——上海社会发展报告（2022）》，中国社会科学出版社 2022 年版。

［8］上海市教委：历年《上海市教育工作年报》。

［9］上海市老龄办、卫健委、统计局、老龄事业发展促进中心：历年《上海市老年人口和老龄事业监测统计信息》。

［10］世界卫生组织：《2020 年全球各国人均预期寿命》。

［11］王占静：《健康中国战略的意义及实现路径》，《青年与社会》2020 年第 28 期。

［12］邬沧萍、彭青云：《重新诠释"积极老龄化"的科学内涵》，《中国社会工作》2018 年第 17 期。

［13］吴玉韶：《中国老龄事业发展报告（2013）》，社会科学文献出版社 2013 年版。

［14］左妍：《最新数据发布：2022 年上海居民健康素养水平达 39.42%，再创历史新高并实现 15 年"连升"》，《新民晚报》2023 年 3 月 23 日。

［15］《坚持以人民为中心，积极应对人口老龄化》，《黑龙江日报》2019 年 11 月 22 日。

［16］《世界各国人均预期寿命》，https://m.163.com/dy/article/H0J4AFKQ05428SV2.html。

［17］《以科学教育赋能老年人高品质生活》，人民融媒体，https://baijiahao.baidu.com/s?id=1752049178517837938&wfr=spider&for=pc。

健康上海视域下的医疗保障高质量发展策略研究

上海市医疗保障局办公室课题组

人民健康是民族昌盛和国家富强的重要标志，是上海建设具有世界影响力的社会主义现代化国际大都市的重要内涵。近年来，上海医保部门坚持以人民健康为中心，围绕"加快建成与中国特色医保制度相适应、与上海超大城市实际相符合、更加成熟定型的多层次医保制度体系"目标，在待遇保障、筹资运行、医保支付、基金监管、经办服务等方面持续发力，推进医疗保障高质量发展。2021年，上海市医疗保障"十四五"规划提出，"建设健康医保，主动适应从以治病为中心向以健康为中心转变，强化部门合作和社会联动，协同推进健康上海行动，努力全方位、全周期保障群众健康，不断提升市民健康水平和生命质量"。在推进健康上海的视域背景下，进一步审视上海的医疗保障实践及成效，探究医保事业高质量发展的路径，助力实现更高质量的健康保障目标。

一、从医疗保障走向健康保障——推进健康城市发展的国际实践

健康是人类社会全面发展的基础，健康城市也是当前国际上追求

可持续发展的重要途径。以东京、纽约、伦敦、柏林为例，发达国家的国际化都市在其城市建设规划中鲜少提及医疗保障的概念，而是逐渐向更为宏大的"健康保障"理念转变，包括服务需求评估、疾病预防、疾病治疗、整合型服务模式的构建等方面，其助力健康城市的实践路径具有以下共性：

（一）医疗保障需求评估坚持及时性、有效性原则

提供医疗保障服务或健康保障服务，需基于及时、有效的事前需求评估，需求评估不仅关注医疗保障事项的具体内容，也关注医疗保障需求的发生地点，在发展计划中确定未来服务供给的地点，尤其是在需求增长显著和服务供应不足的地区，通过基金转移支付等举措调节不同个体以及不同区域之间医疗保障的公平性。

（二）医疗保障支付涵盖全链条治疗

根据世界卫生组织研究，影响人类健康的众多因素中，个人行为和生活方式占 60%，医疗服务只占 8%。包括癌症在内的三种主要生活方式相关疾病，发病后需长时间继续治疗，但其每年全球的死亡人数占总死亡人数的一半以上。同时大量研究表明，此类疾病是可通过改善生活习惯来降低发病率。因此，东京、纽约等部分国际城市将生活习惯病的预防发病、早期筛查、早期治疗和预防加重等全链条治疗对策全部纳入医疗保障的支付范围，实现疾病预防与治疗的融合。这不仅缓解了城市的疾病负担与公众的经济负担，同时促进正确健康生活理念的传播，发挥医疗保障在健康宣教方面的作用。

（三）医疗保障服务覆盖社会群体的全生命周期

研究发现，部分国际城市根据社会群体的生命阶段，重点开展全生命周期的医疗保障活动，并营造支持和保护健康的社会环境。如东京，将全生命周期的医疗保障目标分为三个阶段，分别是心理健康、下一代健康以及老年人健康，其医疗保障活动针对上述三个阶段，分别提供差异性的财务风险保护与服务保障。在促进心理健康方面，医疗保障部门通过发放补贴的形式，对感到焦虑、抑郁且财务紧张的人员实施医疗救助，帮助其接受心理干预并排解负面情绪。在儿童健康层面，开展儿童运动能力或运动习惯的调查，由医疗保障部门、卫生部门以及教育部门联合推动，培养青少年的运动习惯。在老年健康层面，由医疗保障部门为老年人、残疾人等群体提供支援，补贴其接受基本医疗知识的学习与自我护理能力的培训。

（四）医疗保障治理强调多元主体共同参与

发达国家的代表性城市均强调多元主体参与医疗保障治理的重要性，市民、地方政府、教育机构、医疗机构、商业保险公司、企业及非盈利组织等各主体，分别结合自身优势积极参与城市的医疗保障建设，并通过相互合作更有效地支持市民健康水平的提升。以市民参与治理为例，市民在配合医疗保障部门的需求调查、提出自身真实医疗需求的同时，应注意到健康促进以个人意识和实践为基础，市民从发病预防、早期发现、早期治疗和重症化预防的角度实现自我健康管理。又以商业保险公司为例，商业医疗保险公司可以与社会医疗保险优势互补，提供社会医疗保险暂时无法提供或不应覆盖的待遇保障，如体检、医疗咨询等服务，并在参保人的健康与财务风险较大时，提供一定的缓冲与支持作用。

二、以人民健康为中心推进医保事业高质量发展——助力健康上海的实践成效

医疗保障是减轻群众就医负担、增进民生福祉、维护社会和谐稳

定的重大制度安排，上海医保部门始终将人民至上理念贯穿工作全过程，认真践行"人民城市人民建，人民城市为人民"重要理念，坚持以人民健康为中心，把维护人民生命安全和身体健康放在首位，把保障和改善民生、增进民生福祉作为出发点和落脚点，建设更加公平、更可持续、更加成熟、更加定型的医保体系，以高质量医疗保障维护市民群众健康权益，支撑市民群众高品质生活，助力健康上海城市建设。

（一）全力支持新冠肺炎疫情防控，保障市民群众生命安全健康

加强疫情防控费用保障，及时推出"医保12条"，严格落实"两个确保"（确保患者不因费用问题影响就医、确保定点医疗机构不因支付政策影响救治），免除新冠肺炎患者和救治机构后顾之忧。及时将核酸检测、抗原检测、新冠疫苗、治疗药品临时性纳入医保支付范围并不断降低价格，着力减轻防疫负担。解决群众疫情配药难题，支持社区及公立医疗机构开展"长处方""延伸处方""代配药"服务。支持"一老一小"亲属码和志愿者临时绑码医保结算服务。支持符合条件的定点医疗机构提供部分常见病、慢性病及门诊大病的在线复诊服务。积极助力经济恢复重振，2020年，阶段性实施减半、减征、缓征职工基本医疗保险单位缴费部分。2022年，阶段性缓缴相关行业及中小微企业职工基本医疗保险费单位缴费部分，并推行"免申即享"经办模式。制度性降低单位缴纳地方附加医疗保险费费率。

（二）服务"人民城市建设"目标，全面发挥医保在增进民生福祉中的作用

1. 持续提升待遇保障水平，减轻人民群众医疗费用负担

近年来，上海医保部门持续推进、加快建成覆盖全民、城乡统筹、

权责清晰、保障适度、可持续的多层次医疗保障体系，锐意进取，攻坚克难，不断提升人民群众的待遇水平，有效维护人民群众的健康权益。在"保基本"方面，根据经济发展水平和基金承受能力，稳步提高保障水平。如逐年提高职工医保统筹基金最高支付限额至59万元。健全门诊共济保障机制，分步实施职工医保个人账户家庭共济改革，扩大个账使用范围，目前，已实现家庭共济组网和共济资金拉卡便捷、无感支付。优化生育保险支持三孩政策，适当提高生育医疗费补贴标准，及时、足额给付生育保险待遇。优化大学生持卡就医结算，按照"稳妥起步，分步实施"的原则，目前在部分高校启动试点。在"兜底线"方面，积极落实健全重特大疾病医疗保险和救助制度意见，强化基本医保、大病保险和医疗救助三重制度综合保障，夯实医疗救助托底功能。如城乡居民大病医保再次报销比例由55%提高至60%。建立因病致贫预警机制，实现医疗救助从"人找政策"到"政策找人"。在"多层次"方面，开展个人账户资金自愿购买商业保险试点，丰富健康保险产品供给。2021年，指导共保体推出普惠型商业保险"沪惠保"，聚焦自费费用，创新允许带病体、老年人等投保，投保人数达739万人，创全国惠民保产品首年参保率最高和参保人数最多两个第一。2022年版"沪惠保"，进一步优化保障责任，当年投保人中80%的投保人为第二年连续投保。

2. 加快推进长期护理保险试点工作，帮助失能老人享受护理照护

为了帮助更多失能老人享受有尊严、有质量的晚年生活，长护险制度试点以来，作为全国首批长护险试点城市，2017年在徐汇、普陀、金山3个区先行试点，2018年在全市推开。目前，已初步完成覆盖需求评估、保障范围、待遇标准、经办管理、支付结算、监管规范等政策框架搭建，覆盖居家、社区、机构的养老服务全链条。通过加强服务供给侧改革和优质服务供给，对重点人群开展关心关爱行动，有效保障了市民群众的需求。2022 年，全市各类护理服务机构 1200 余家，护理人员 6.7 万人，惠及失能老人 40 余万人，有效减轻失能人员家庭照护负担。

3. 优化医保公共管理服务，数字赋能民生实事工程

上海医保部门以医保数字化改革为驱动，持续打造高效、便民的医保公共服务体系，着力为参保群众和企业提供更加便捷、优质、高效、精细的医保服务，切实方便人民群众看病就医，保障人人享有健康权益。深度融入"两张网"建设，先后将 50 余项医保经办事项上线"一网通办"平台，推动实现医保业务"掌上办""指尖办"。借力"一网统管"大平台，加快智能监管系统场景对接，推进监管智能化。上线医疗费报销"一件事"，整合医疗费报销、门诊大病登记、医疗救助、退役军人信息查询等事项，在全市率先上线医疗费报销"一件事"，引入电子票据，实现"减环节、减时间、减材料、减跑动"。数字赋能民生实事工程，推广应用"医保电子凭证"和"医保电子记录册"，实现定点医疗机构和零售药店"脱卡就医""刷码购药"全覆盖，实现全市公立医疗机构"免册就医"。136 家定点医疗机构的互联网诊疗服务纳入医保结算。率先完成"120 急救车医保直接结算"实事项目，实现医保"车上移动支付"全覆盖。

（三）积极服务"三医联动"改革，以更高视野提升市民群众健康保障水平

近年来，上海医保部门持续推进医保、医疗、医药改革协同高效、系统集成、高质量发展，努力缓解群众"看病难、看病贵"问题。

1. 实施更有效率的医保支付

在全国率先开展 DRG（按疾病诊断相关分组付费）/DIP（按病种

分值付费）国家试点改革，实现符合条件的市、区医疗机构全覆盖，形成在总额预算管理框架下多种支付方式集成的支付模式。稳步推进中医优势病种按疗效价值付费试点，首批在全市22家试点中医医院对22个中医优势病种开展试点。开展按绩效付费试点，逐步扩大项目范围。完善医保目录动态调整机制，适当扩大诊疗项目、医用耗材医保支付范围。将协议期内谈判药全部纳入"双通道"管理。

2. 推进药品、耗材集采常态化、制度化

组织实施国家药品集中带量采购。贯彻落实党中央、国务院决策部署，上海药事所承担国家药品联采办日常工作，完成7批次国家药品集采任务，294种中选药品价格平均降幅超过50%。探索本市药品耗材集采新模式。开展人工晶体、冠脉球囊等医用耗材集中带量采购，平均降幅分别达到72%和82%。有序推进集中议价采购试点，指导"新华—崇明"区域医联体开展3批次药品集中议价采购联盟（GPO）采购，25个中选品种平均降幅超30%。

3. 深化医疗服务价格改革

分步取消公立医院药品和医用耗材加成率，完善医疗服务价格动态调整机制，累计调整700余次医疗服务项目价格。建立新增医疗服务价格项目试行期管理工作机制，实行医疗机构自主定价管理，持续优化医疗服务价格结构。

（四）助力生物医药产业创新高地和五个新城建设，促进健康产业发展

促进新项目新技术尽快投入临床使用，支持临床研究转化项目纳入医保支付范围。推动上海市研发、生产和引进的创新药品纳入国家医保药品目录。推进"医保医企面对面"机制化运作，主动做好医保政策解读、创新产品推介等服务，先后与奉贤、宝山区签订推动区生物医药产业高质量发展战略合作框架协议。对接新城战略布局，规范发展社会办医，持续扩大定点覆盖面，助力优质医疗资源均衡配置。

（五）加强医保基金监管，守好老百姓的"救命钱"

上海医保部门切实维护医保基金安全，健全医保基金监管制度和信用体系，大力打击欺诈骗保、持续创新监管执法手段，守好人民群众的"救命钱"。近年来，《上海市基本医疗保险监督管理办法》重新修订，上海医保部门在全国率先出台贯彻国务院完善医保监管体系的实施意见，不断健全完善监管制度体系。2022年，上海市推动医保信用体系建设，完善基金监管信用管理办法，在浦东启动试点。在加大打击欺诈骗保力度、创新监管执法手段方面，持续开展打击欺诈骗保专项治理，依托日常稽核、自查自纠和监督检查三个全覆盖，对基层医疗机构、医养结合机构、基因检测、血液透析以及医保卡违规兑付现金等欺诈骗保实施重点打击，与卫生健康、公安、纪检监察协调联动，强化"行刑衔接""行纪衔接"机制。加强医保经办审核管理体系建设，进一步优化医保经办智能审核系统，推动智能审核系统部署落地，拓展智审范围、提升效能。加快智能监管系统建设和运用，全面推进系统上线使用。

三、更好服务健康上海建设——医疗保障高质量发展路径探究

党的二十大报告指出，必须坚持在发展中保障和改善民生，鼓励共同奋斗创造美好生活，不断实现人民对美好生活的向往。当前，社会主要矛盾发生深刻变化，人口老龄化、人口流动常态化加快加剧，医疗和医药技术飞速发展，市民健康诉求趋向多元，医保支付面临更大压力，同时，医疗保障事业还面临着多层次医保体系均衡发展，医

保、医疗、医药联动改革，医保治理能力提升等方面的问题和不足。

根据上海加快建设具有世界影响力的社会主义现代化国际大都市的城市定位，在健康城市、健康中国建设背景下，医疗保障部门为群众提供全方位、全生命周期的健康保障任重而道远，市民群众对深化医疗保障改革发展有着更高的期待。要更好地保障市民群众的健康权益，市医保部门仍需加强预研预判、提前谋划，持续发力、久久为功，努力为探索中国式现代化的路径作出医保贡献。

（一）在"三医联动"改革中书写上海医保新篇章，推动医疗保障向"以健康为中心"转变

党的二十大报告提出"深化医药卫生体制改革，促进医保、医疗、医药协同发展和治理"，对新时代的医药改革提出明确方向。要将医保工作放在医药卫生体制改革的大系统之中，充分发挥医保在调控引导医疗费用、战略购买医药服务和产品的牵引作用，增强改革的整体性、系统性、协同性，促进医保、医疗与医药良性互动，依托上海"三医联动"改革的良好基础，进一步展现上海作为，实现从"以治病为中心"向"以健康为中心"的转变。

具体来说，深化药品耗材集中带量采购机制，有效挤压药耗虚高价格水分，叠加医保目录调整和医保谈判，降低新药价格，减轻患者用药负担。深化医疗服务价格机制调整，鼓励医药产业发展新兴技术。探索合适的药品和医疗服务价格管理、医保目录准入模式、鼓励商业健康保险发展，激发医药企业创新活力，推广新产品、新技术的研发和应用。深化医保支付方式改革，加强对医药服务激励约束，促进医疗机构主动控制成本、合理诊疗，提升医保基金使用效率。节约的医保资金为医药服务价格调整腾出空间，促进医疗技术水平提升，增强医务人员激励，让人民群众享受到优质的医药服务。发挥医保支付杠杆作用，使各级各类医疗机构更加明确自身功能定位，实现医疗资源的优化配置，促进公立医院高质量发展和分级诊疗体系建设。

此外，发挥医保在"三医联动"改革中的牵引作用，积极促进健康产业的发展，通过挖掘利用医保数据，以医保结算数据为产品研发、制造、销售提供数据要素支撑，使医药行业在政府和市场的协调下稳步发展，积极为医药企业发展赋能，提升城市活力。

（二）关注不同群体个性化需求，为上海市民提供更多元更高质量的医疗保障

随着社会主要矛盾转变，工业化、城镇化、人口老龄化、就业方式多样化、疾病谱及生活方式变化等，医保改革发展面临一系列新的挑战。对照党的二十大报告提出的"健全覆盖全民、统筹城乡、公平统一、安全规范、可持续的多层次社会保障体系"目标，医保部门要更加有效地回应市民群众对美好生活的需求和期待，切实有效地完善医疗保障制度体系。

具体来说，促进多层次医疗保障有序衔接，提高居民抗风险能力，在发展中持续提高群众保障质量。完善基本医保、大病保险、医疗救助三重制度保障，重视医保体系与公共卫生体系的衔接，实现医疗服务与公共服务相衔接，医疗需求与健康需求相衔接。加强医防融合，积极发展商业医疗保险，鼓励商业保险公司发挥作用，做好商保和基本医保保障范围衔接，提供医疗、疾病、康复、照护、生育等多领域的综合性健康保险产品和服务。同时，针对困难特殊、高额自费等人群，通过精准帮扶救助、商业医疗保险等举措，进一步满足多元化、个性化医疗保障需求。尤其是针对困难群体，减少重特大疾病导致的灾难性家庭支出，提高医疗服务的公平可及；关注老年人群，减少慢性病长期护理需求带来的经济负担，提高全周期医疗卫生服务的保障水平。

（三）全面贯彻落实"人民城市"重要理念，推动医保公共服务更便捷高效

习近平总书记考察上海期间首次提出"人民城市人民建，人民城市为人民"的重要理念。在城市建设中，要坚决贯彻以人民为中心的发展思想。医疗保障作为涉及人民群众切身利益的重大民生工程，与市民群众生活息息相关，医保公共服务水平直接体现着城市治理水平，直接影响着健康城市、健康中国的建设。医保工作包含面向参保人员的经办服务、面向医药企业的招标采购等服务、面向医药机构的准入、结算等职能，对保障人民健康权益发挥着重要作用，要通过推动医保公共服务更加便捷高效，充分发挥其保障民生、维护社会和谐的功能，形成医疗保障事业全市动员、全力推动、全面提升的强大合力，持续推进健康城市、健康中国建设。

依托"一网通办""一网统管"两张网，推进医保治理数字化转型。要打造更多贴近百姓的标杆应用场景，聚焦市民"便捷就医"这个核心诉求，精心设计，进一步丰富医保电子凭证、电子记录册、电子票据的应用场景，完善电子处方、移动支付、信用支付的配套支持，使得医保智慧服务真正下沉到基层、赋能到末梢、应用到日常，推动医保服务更加便民高效，医保基金管理更加安全规范。优化医疗保障公共服务管理，为市民提供更精准化、精细化服务。通过建设医保服务圈、落实异地就医结算、探索医保移动支付等举措为居民提高医保服务的可及性。加强医疗保障经办管理体系建设，持续完善异地就医结算和"互联网＋医疗健康"医保服务。加强医保服务队伍建设，提升医保服务质量。强化医疗保障人才队伍专业化、人性化的特征，引进具有管理学、医学、保险学、计算机等多学科背景的复合型人才，使其与新时代公共服务要求相适应，便民利民。

城市定制型商业健康险 发展现状的若干思考

胡瓔珞　李成志*

　　2020 年起，城市定制型商业医疗保险（以下通称"惠民保"）由点到面迅速发展起来，2021 年几呈燎原之势。据不完全统计，截至 2021 年 12 月 31 日，全国共有 28 省 122 个地区 244 个地级市 177 款产品上线，超过 1.4 亿人次参保，实现保费收入约 140 亿元。惠民保是以贯彻《中共中央　国务院关于深化医疗保障制度改革的意见》（中发〔2020〕5 号，以下简称"中发 5 号文"）关于"促进多层次医疗保障体系发展"、"加快发展商业健康保险，丰富健康保险产品供给"为依据，由商业保险公司等市场主体主动进行的有益探索。作为新生事物，其发展尚面临巨大挑战，一些问题也亟待厘清，是当前学界和实务部门研究的一个热点。本文结合工作实践形成个人浅见，以期抛砖引玉，供各方共同关心推动惠民保未来的健康发展。

一、关于产品定位

　　中发 5 号文提出，"到 2030 年，全面建成以基本医疗保险为主体，

131

＊　作者单位均系上海市医疗保障局待遇保障处。

医疗救助为托底，补充医疗保险、商业健康保险、慈善捐赠、医疗互助共同发展的医疗保障制度体系"。商业健康险以往一直作为补充医疗保险的组成部分，此次提升与补充医疗保险并列，地位凸显。多年来，传统商业健康险产品虽然可以弥补医保目录之外的待遇空白，但在购买人群上和基本医疗保险、大病保险之间存在一定的断层，带病者、退休或高龄者、低收入者等人群都无法投保，最需要保障的人员反而被排斥在普通商业健康险的覆盖范围以外，商业保险对多层次医疗保障体系的支持和补充作用未能有效发挥。由此可见，在基本医保和传统商业健康险之间，尚需一款接续基本医保和大病保险、覆盖广大参保人群、保障待遇适度的商业保险产品，兼顾普惠性、公益性和商业性，并突破基本医保目录范围向新药、新技术、新耗材等延伸。惠民保的出现恰恰生逢其时。

1. 从属于商业健康险产品

从产品性质上看，惠民保是一款商业健康险产品，绝大多数惠民保产品采取了医疗险的形式，由保险行业根据其经验精算设计；产品开发后向银保监部门备案，再面向市场推广、销售、理赔。一家或者几家保险公司负责承保，投保人与承保的保险公司以合同方式来确定双方责任、权利、义务，相关行为的责任主体为参保人和承保的保险公司。

2. 与社会医疗保险的关系

一是保障对象上，惠民保受众面广，均为特定区域的基本医疗保险参保人（少数地区可能略有扩展到非本地参保的户籍人员和随迁父母等），具有一定社会保险的特征，为收入不高、健康情况较差、年龄较大人群（恰恰是传统商保产品较为"排斥"的群体）提供了购买商业医疗保险的机会和适宜选择。二是产品性质上，部分惠民保产品具有大病补充保险的性质，或者本身就是大病保险的一种外在形态，如深圳、厦门、金华等。三是保障范围上，2020 年的早期产品，大都限定为医保范围内的个人自付部分，有利于风险控制；2021 年以后，开始逐步向医保范围外的自费部分拓展，与基本医疗保险形成一定互补关系。四是理赔额度上，利用高保额和特定药品造势形成市场热度，以高免赔额实现底层风险过滤，与基本医保支付封顶线形成错位，聚焦大病、重病等发生的高额医疗费用，可一定程度缓解普通家庭成员的灾难性医疗费用支出风险，满足部分医疗保障需求，减少因病致贫可能。基于上述分析，惠民保与社会医疗保险的关系十分密切，具有一定"准公共产品"色彩。

二、关于医保部门参与

1. 参与的动因

2021 年以来，越来越多医保部门参与到惠民保的推广之中，如西湖益联保、穗岁康、沪惠保、北京普惠健康保、江苏医惠保 1 号等，对当地的这些惠民保产品提供一定的业务指导和政策支持。究其动因，重点是落实中发 5 号文提出的全面建成多层次医疗保障制度体系的目标，实现商业健康保险与补充医疗保险、慈善捐助、医疗互助等补充保障共同发展。此外，随着医疗保障待遇清单制度有效落地实施，也客观上要求各地从实际出发，探索政策范围外医疗费用解决途径，满足不同层次医疗保障需求和现实矛盾，多渠道减轻人民群众政策范围外医疗费用负担（如罕见病用药保障机制）。

2. 参与的形式

借用成都市医保局提出的医保非基金资源的概念，可从两方面分析。

133

基金资源，即开放个人账户资金用于购买惠民保产品，实质是延续多年来各地开展的个人账户资金自愿购买商业医疗保险的试点政策。惠民保的出现，大大提升了这一政策知晓度和社会参与度，参保群众投保十分积极踊跃。

非基金资源，包括数据、流量和渠道，这部分资源可能更为保险公司看重。医保数据是"真实世界数据"，惠民保产品设计过程中，医保部门通常愿意提供部分数据支持，使产品定价更趋合理，保障范围更加精准。而流量和渠道则是政府部门举办的社会医疗保险的传统优势，背后是百姓口碑、政府信誉；特别是部分惠民保产品为实现"一站式"结算，直接接入医保在定点医疗机构的结算系统，对保险公司而言完成了以往不可能完成的任务。

3. 参与的强度

各地惠民保产品的宣传上，多数会出现医保部门"支持"、"指导"的表述，但参与的具体形式、内容、角色则因地制宜、不尽相同。按参与强度依次递减初步可分为以下几类。

强参与型，即地方政府或者医保部门牵头出台相关政策文件，从丰富多层次医疗保障制度体系的角度，对商业健康险或者商业补充医疗保险进行整体设计、系统指导和有序规范；全程参与产品设计、组织产品推介，地方政府亦给予一定范围的社会动员。

中参与型，医保部门主要围绕惠民保的产品设计，对保险行业提出的各种产品方案进行比选，协商优化形成最终保障方案；或以招投标等形式采购产品，好中选优；在产品推介、销售阶段，医保部门不参与或参与较少。

低参与型，由部分政府部门或社会团体站台宣推，但不具体参与前期产品方案设计和后续推介销售。这其中，有时缺少医保部门身影。

不参与型，即纯属市场行为，完全由一家或几家保险公司作为主体，以惠民保产品形态，面向统筹区乃至省域范围的基本医保参保人员推广销售。部分城市出现多个"惠民保"产品，多源于此。

由于各地医保部门对惠民保的功能定位在认识上不尽相同，因此，形成上述不同的参与和介入深度。我们认为，基于惠民保一定的准公共产品的属性，医保部门可以给予一定形式的支持，但也要谨慎把握其中尺度，做到"不缺位也不越位"，重点厘清营利性行为与政府保障功能的界限，避免政府责任无限拓展，把好事做好。

三、关于行业规范和行政监管

1. 行业规范

保险行业要加强对惠民保推广和销售等市场行为的自我管理和约束。一是对于惠民保产品本身，需要行业内部形成相对统一的行动（如成立共保体），避免多头竞争，分散了客户群，不利于提高惠民保的参保率。二是涉及惠民保与其他商业健康险产品如百万医疗险的关系，因为产品之间保障责任存在一定程度重叠，惠民保可能会冲击市场现有产品，这也需要加强行业内协调和引导。

2. 行政部门监管

银保监部门已有一套成熟稳定的监督规则和体系，从维护参保人权益和行业规范的角度，对保险公司进行指导和监督，并对各地惠民保的可持续性给予高度关注。根据《关于规范保险公司城市定制型商业医疗保险业务的通知》（银保监办发〔2021〕66号）的规定，保险公司开展定制医疗保险业务，应严格做好风险提示，对保障责任、免赔金额、理赔流程等信息进行如实、充分说明，畅通咨询投诉渠道，依法保护消费者信息安全；银保监会派出机构加大监管工作力度，维护市场秩序，重点查处参与恶意压价竞争或承保价格低于成本，夸大宣传、虚假承诺、误导消费者，拖赔惜赔，泄露或违法使用消费者信息等问题。对于惠民保产品，由于有一定程度政府参与的背景，从销售和理赔方面，一定要进行规范，避免无序竞争和虚假宣传，并稳妥处置好理赔纠纷。

四、关于社会保险和商业保险的互动

基本医保属于我国社会保险的一个险种，经过 20 年的发展，体系性、规范性、统一性不断提升，保障水平不断提高，与其他保障制度、保障机制整合衔接不断完善，在惠民保产品上实现了与商业健康险的良性互动。

1. 保障范围实现转变

囿于基本医保支付范围有限性和医疗服务需求供给扩展性的矛盾，基本医保始终存在"保不到"或者"不能报"的自费医疗费用，院外自费购买的药品往往不能报销；而商业健康险中，长期以来带病体、老年人不能买或者买不起。惠民保产品的潜在生命力，就在于部分解决了社会医疗医保（即基本医保）和商业医疗保险的上述痛点，实现了两者保障范围从"所短"到"所长"的一次华丽转变。

2. 保障效能实现转化

效能与投入密切相关。对惠民保而言，医保基金（这里暂指统筹基金投入，个人账户资金下详）和财政资金没有投入，仅仅通过完善机制，就实现了增量的医疗保障成效，化解了一些信访矛盾，丰富了多层次医疗保障体系的内涵。商业保险公司在惠民保全链条过程中，通过前述的医保非基金资源，实现"三增"，即对商业保险目标人群的触点增多，对医疗服务体系、医疗保障体系和药品供给体系内在运行规律的认知增强，对"三医"特别是医、药服务的整合能力增长，具体表现为药企和医疗机构开始重视商业医疗险，第三方整合服务平台跟随惠民保项目迅速发展壮大。参保人员在惠民保的宣推、销售和理赔过程中，不啻于接受了一次生动的保险案例教育，风险意识增强，未来将会更加主动进行自我健康管理。

3. 保障机制实现转换

医保个人账户制度虽然具有较大争议，但笔者认为，当初设立个人账户的政策目标还是基本实现，如统账结合保障模式下的门诊保障，另外，个人账户资金沉淀也可视为一种纵向积累的结果。《国务院办公厅关于建立健全职工基本医疗保险门诊共济保障机制的指导意见》（国办发〔2021〕14号）将个人账户改革向前推进了一大步，并拓展了个人账户资金的使用范围。部分统筹区医保部门延续以往政策，允许个人账户资金用于购买惠民保，极大提升了惠民保的覆盖率（以上海沪惠保为例，使用个人账户资金购买的占比为81%）。鉴于个人账户资金具有私人属性，由个人支配使用，仍可视为医保基金零投入，所以并不会对医保基金安全带来风险。而个人账户资金买商保的政策，仅仅是个人账户资金保障机制的一种变化（这点非常重要），具体说就是从个人保障向共济保障转变，账户资金从纵向积累向横向共济转变，在盘活医保个人账户沉淀资金的同时，还部分弥补了个人账户被众多专家诟病缺少共济功能的先天不足。此外，从上海沪惠保的数据看，使用个人账户资金购买的群体中，45%为本人购买、55%为其直系亲属购买，进一步提升了家庭的抗风险能力。

4. 保障服务实现转型

各地尝试改变商保产品原有的销售、理赔模式，在医保、大数据等部门的支持下，惠民保整合各方数据资源和系统渠道，在产品设计和定价、投保、理赔等应用场景中实现数据赋能，即实现以医保数据测算为基础的产品科学精准定价，实现各类在线支付和个人账户资金家庭共济使用有机结合的便民投保，实现授权调取电子诊疗数据、无须提供发票等证明材料的快速理赔，投保人的体验度大幅提升。在理赔阶段，不宜突出强调"一站式"结算的理赔方式，建议将商保理赔系统与医保信息系统进行"隔离"，既有利于确保基本医保信息系统安全稳定，也通过个人在线申请、快速理赔，让投保人对惠民保减负作用和优质服务更有直观感受。

五、关于特定药品保障

目前，医保范围外的特定药品保障几乎成为惠民保标配的保障责任。每个惠民保产品一般遴选约20—40种不等的自费药，可以在约定的药房报销或者直接供药，深受投保人、药企、第三方服务平台、药品零售企业等各方高度关注。

1. 保障意义

当前，国家基本医保药品目录规范统一的刚性要求已得到贯彻落实，地区间差异基本消除。各统筹地区从落实国家医保待遇清单的要求出发，以及增加大病重病治疗用药保障力度、支持地方生物医药产业发展等考虑，积极探索政策范围外医疗费用解决途径，寻求报销目录外药品的其他支付渠道，商业健康险成为首选。从各地特药遴选品种看，以高额抗肿瘤药和罕见病为主，起到了拾遗补缺、增强补充保障的作用。

2. 遴选规则

一是支付能力。由于惠民保产品的定价较低，总体筹资规模有限，支付能力较小。因此，特药遴选十分有必要聚焦未纳入基本医保药品目录，且群众痛点突出、适应症明确、可替代性低、疗效可靠的新药和罕见病用药。二是可及性。遴选的特药应该是临床上能够获得的、贴近当地医疗服务供给能力；同时，理赔条件也应该符合临床用药基本原则，免赔额之外不宜再设置较高门槛。三是多方参与。鉴于特药遴选较为专业，承保的商业保险公司或者共保体可以多方听取临床、药学、保险、医保等领域专家以及人大代表、政协委员、信访部门等各方意见，尽最大可能平衡各方利益关切，形成相对合理的遴选结果。医保部门可以为建立这样的协商机制提供平台支持。四是动态调整。考虑各地惠民保 1 年的承保周期内，一些特药会进入基本医保药品目录，同时，新药又不断上市，因此，惠民保作为短期产品，可以综合上一年理赔情况，对特药进行动态遴选。五是优化第三方服务。以承保的商业保险公司或者共保体为主体，对目前提供特药遴选和特药理赔服务的第三方机构，加强约束性考核，适当引入同类机构进行竞争，在特药理赔率、药品可及性、服务满意度等方面进行比选。这其中，需关注那些理赔偏低甚至零赔偿的特药，分析其中原因（可报销的适应症过窄？或者特药的免赔额过高？或者医患知晓率不够，应申未申？或者目录中的特药在药店没有配备？等等），不断优化遴选机制。

3. 待遇衔接

目前，各地惠民保产品的承保期限与国家医保药品目录调整的时间节点并不完全一致，如果特药进入国家医保药品目录，则需要做好保障责任的衔接。为保障投保人权益，惠民保的承保保险公司应确保一个保险周期（如 1 年内）前后的特药保障待遇均衡，避免个人实际负担的费用出现波动。目前有几种模式可供选择。一是补数量，以"西湖益联保"为例，2022 年度将因为 16 种药品进入医保目录而调出特药保障，同时新增 18 种特药，增至 40 种；二是补剩余，"惠蓉保"将 16 种进入医保目录的药品在医保报销后的剩余自付部分，纳入特药保障范围；三是补不足，"沪惠保"将 7 种进入医保目录的药品未获得医保报销的，仍继续按合同理赔。

六、关于赔付率

1. 实际赔付情况

目前，各地大多数惠民保产品都已完成或者接近完成一个保险周期，实际赔付情况呈两极分化。少数产品的赔付率较高，如"西湖益联保"2021 年度的赔付率约在 75% 左右，"沪惠保"半年的赔付率约 45%；但也有部分地区的惠民保产品赔付率偏低，整个保险周期结束后，赔付率低于 50%。由于信息公布并不充分，无法对各地惠民保产品实际赔付情况进行全面分析评估，但多地在一个保险周期内扩大保障责任、下调理赔门槛（甚至不止一次），可以从侧面判断赔付情况不及预期，甚至远低于预期。

2. 赔付率的设定

为确保惠民保产品公益属性，多地医保部门都与商保公司约定了产品赔付率。浙江省《关于进一步推进商业补充医疗保险发展促进共同富裕示范区建设的通知》明确要求，商业保险承办公司按实际资金赔付要达到协议赔付率 90% 以上；江苏省《关于促进补充医疗保险发展进一步健全多层次医疗保障体系的指导意见（试行）》规定，对出现保障水平不高、赔付率过低、赔付不及时、群众投诉多、满意度不高等情况的产品及时予以退出；深圳市重特大疾病补充医疗保险文件亦要求承保的商保公司自负盈亏、保本微利，利润率控制在 5% 以内。事实上，对于商业医疗保险赔付率的规定，不是惠民保的专属"特色"，即使商业健康险最发达的美国，在平价医疗法案中对保险产品亦有 80%-85% 最低赔付率规定。

3．赔付率的两难选择

在赔付率上，惠民保面临两难。赔付率过高，可能挫伤保险公司参与积极性，超赔更可能影响产品的可持续性；但赔付率过低，保障绩效就要打折扣，参保人员的获得感就会降低，又与惠民保的初衷不相符合。如前所述，目前多地出现赔付率偏低的情况。一方面，地方政府、医保部门、保险监管部门、保险公司从不同立场出发，对赔付率的认识可能略有不同，但都不希望出现超赔，各方都应当把实现保本微利作为共同遵循的原则。另一方面，在无既往经验可供参照、又不清楚市场响应度如何的前提下，保险公司在赔付条件设置、产品定价等方面可能已将一定赔付风险计入，所以多个地区产品赔付率比预期低。这一情况，在惠民保初期尚可接受。因此，在下一年惠民保产品设计时，各方需要高度重视，充分考虑前一年产品保险责任和免赔额设计是否过于严苛，或者拖赔惜赔、未能应赔尽赔，这当中，对于纯市场行为的惠民保产品更需要加强行业监管。总体而言，保险公司应本着保本微利的原则，科学设计惠民保产品，精准做好理赔服务，将实际赔付率稳定在合理区间内。

七、关于可持续性

1．可持续性和"死亡螺旋"

从商业医疗保险产品的逻辑看，一款不设投保门槛、老少均价、低价普惠、非健康可保可赔的产品，如不能长期持续地吸引足量的投保人群，形成大数法则，则伴随着当地老龄化程度提高、患病人员增加，不可持续的风险会逐渐加大。因此，惠民保长久运营的前提是较多的参保人群、较高的参保率、较高的健康体参保比例，从而尽可能抵消因缺乏商业医疗险传统筛选机制造成的逆向选择风险。有再保人士估算，参保率不低于30%的情况下，惠民保能达到盈亏平衡；亦有业内人士认为，惠民保很大可能会因为这种不可持续性步入"死亡螺旋"——投保人群逐渐缩小，医疗成本迅速提升，最终无以为继。

从当前惠民保的实际参保率看，除了深圳、杭州、上海和少数地市的惠民保参保率超过30%，以及北京、广州、成都等地参保率在25%上下之外，大部分地区惠民保的首轮参保率明显低于20%。事实上，各地2020—2021年推出的惠民保产品，无论价高价低，无论参保率是30%以上或者10%左右，基本都实现了"盈利"。但问题是，初期或短期盈利并不能确保产品可持续，因为盈利还与定价、赔付门槛（也就是精算风控）等密切相关。

2. 从参保率看可持续性

参保率是影响可持续性、避免所谓"死亡螺旋"的最重要因素。跟踪发现，在价格维持不变、保障责任或有增加的前提下，一部分惠民保产品的第二轮参保率不甚理想，不少地区出现了一定幅度下降，例如，某地参保人数由上一年的95万人降至80余万人，另一地参保人数由2019年的104万降至2020年的76万，再回升至2021年的83.5万；但同时，也有部分地区的惠民保走向良好，如成都"惠蓉保"、广州"穗岁康"、杭州"西湖益联保"等第二轮参保率都有不同程度的增幅，广州、杭州的续保率也达到70%以上。笔者认为，参保率是衡量产品可持续性的关键指标，其持续增长的背后是个体参与、市场认同的结果。

3. 深圳案例的生动诠释

深圳是第一个吃惠民保这只"螃蟹"的城市，创惠民保先河。从

2015 年推出深圳重特大疾病补充医疗保险至今，已是第 7 个保险年度。其在推出之初处于亏损状态，赔付率一度高达 136%。但随着参保人员对产品的接受度越来越高，即使价格翻了近一倍，从最初 20 元 / 人 / 年逐步调整至 39 元 / 人 / 年，参保人数却只增不减，从最初 2015 年度的 486 万人，逐年增加至 2021 年度的 799 万人，增幅达 64.4%，覆盖全市基本医疗保险参保总人数的 50% 以上，已进入盈亏平衡基础上的良性周期。

仔细分析深圳案例，有几点可供参考和借鉴：一是保险定位，明确是补充商业医疗保险产品，团体购买和个人购买均可，个人自愿投保，保障仍以大病重病（包括部分罕见病）的高额费用为主，注重与基本医保的补充和衔接。二是政府积极支持，医保部门发文、招标，并允许在一定条件下使用个人账户资金购买。三是建立产品定价的回溯机制，初期定价不精准是可能的，通过多轮精算增强风控能力，动态调整产品价格，确保应赔尽赔，稳定赔付率，可逐步实现保本微利。四是产品保障责任以稳为主，住院医疗费用和重特大疾病补充医疗保险药品费用报销的两项主责始终不变，政策框架和运行机制亦不变，有效稳定参保人员和社会各方预期。五是注重宣传，扩大社会知晓度，加强理赔情况的透明公开，有效培育潜在人群并成功实现受众转化。深圳惠民保 7 年间参保人数增加 313 万，几乎与一个大城市的首年参保人数接近。

八、结语

我们认为，首先，惠民保产品作为促进多层次医疗保障制度体系发展的选项之一，也仅是一个商业保险产品，而非一项制度，政府、社会、企业和学界各方应对其合理预期，不宜让其负载过多保障功能。

143

考虑到惠民保还是新生事物，医保部门应从本职主业出发，对其"扶上马，送一程"，促进产品成熟、市场培育、资源整合。银保监部门要适当规范市场主体行为，避免多个产品在同一地区同质化竞争而分散客户群，影响后续参保率的提升。其次，在强调社商合作的大前提下，未来惠民保的保障责任，不宜再较多围绕医保范围内自付部分进行二次报销，这既不利于商业保险公司对医药服务端管理能力的提升（背靠医保部门的前端管理），也不同程度抑制了基本医保固有的分担机制发挥作用，会对医保基金安全有潜在不利影响。再次，要强化对惠民保的信息公开。医保部门要会同银保监部门密切跟踪总结产品销售和赔付情况，指导保险公司或者共保体在产品保障周期内或者保障周期结束时，对社会公开赔付情况，或者通过第三方审计后将审计结果进行公开，藉此增强产品信任感，进一步体现社会公益性。最后，需要强调的是，承保的保险公司需要目光长远，在准确研判产品生命力的前提下，在平衡产品定位和客户需求的基础上，稳慎迭代优化产品形态，不宜过度追求短期利益。保险公司可以通过惠民保产品加强对社会大众的保险教育，从其他健康险产品中进一步获利，实现自身业务和业绩的双增长。

参考文献

［1］罗葛妹：《惠民保元年，缘何"超常"发展》，《上海保险》2021年第1期。

［2］周传鸽：《从产品设计角度谈"惠民保"》，《上海保险》2021年第1期。

［3］齐志昊：《"惠民保"推广现状分析及发展建议》，《科学发展》2021年第7期。

〔4〕陈贤:《从惠民保全国生态预判城市定制型商业医疗保险未来发展路径——〈城市定制型商业医疗保险（惠民保）知识图谱〉解读》,《上海保险》2021 年第 6 期。

〔5〕莫红琴、张钰洁、罗璠:《城市定制型商业补充医疗险与"服务＋风控"的实践探讨》,《上海保险》2021 年第 8 期。

〔6〕杜霞:《普惠保险何以普惠》,《中国银行保险报》2021 年 2 月 26 日。

〔7〕陈丹沛、胡璎珞:《城市定制型商业医疗保险中数据赋能场景应用的探索和思考——以"沪惠保"为例》,《上海保险》2021 年第 7 期。

〔8〕许闲:《"惠民保"产品是否可持续?》,《中国银行保险报》2020 年 12 月 3 日。

〔9〕许闲等:《惠民保的前世、今生与未来》,《上海保险》2021 年第 5 期。

〔10〕申曙光:《我们需要什么样的医疗保障体系?》,《社会保障评论》2021 年第 1 期。

〔11〕李新强、王卫、赵忠良、孙煌辉、李中齐:《深圳市重特大疾病补充医疗保险制度机制及阶段成效研探》,《中国医疗保险》2017 年第 5 期。

〔12〕沈华亮:《深圳重特大疾病医疗保障机制建设成效及再思考》,《中国医疗保险》2017 年第 2 期。

上海市现制现售业态发展及食品安全现状分析

王晨诚　颜嫦嫦　彭少杰 *

　　党的二十大报告指出，要以习近平新时代中国特色社会主义思想为指导，全面贯彻新发展理念，统筹安全与发展。保障食品安全是产业发展的前提。现制现售业态属于餐饮行业的重要组成部分，目前上海市现制现售市场主体约 3.2 万家，其中市郊有 2.1 万家，占总量的65.6% 以上，相对聚集在较为繁华的街道、古镇和景区，已成为当地特色文化和旅游消费的组成部分。多年来现制现售业态一直受到本地居民和外地游客的喜爱，也体现了作为国际化大都市的上海在饮食文化方面的积淀、传承和发展。在保障食品安全基础上，科学培育发展特色现制现售业态，优化营商环境，维护公平竞争，突出主体责任，激发发展动力，加强日常监管，倡导社会共治，有力有序有效推进市郊现制现售业态健康发展，将有利于增加社会就业、扩大市场消费、推动旅游业发展，对满足群众对更高生活品质的向往和需求、提高人民生活水平具有十分重要的作用。

---

*　作者单位均系上海市市场监督管理局信息应用研究中心。

一、现制现售相关产业政策

近年来，上海在优化食品经营领域营商环境、助力餐饮行业的健康发展方面，推出了一批先行突破、行之有效、广受好评的改革举措。如，2018 年原上海市食品药品监督管理局印发的《上海市食品经营领域进一步深化"放管服"改革优化营商环境"十二条"措施》（以下简称"十二条"措施），形成针对食品经营领域的优化营商环境总体改革方案，提出简化许可事项、提高审批效率、包容审慎监管、事中事后监管等举措。现制现售业态多见于规模较小的餐饮单位，过去往往会因为房屋产权性质等非食品安全因素而难以获得营业证照，2017 年《上海市小型餐饮服务提供者临时备案监督管理办法（试行）》的出台为那些符合条件的小餐饮扫除了制度障碍，也为现制现售业态开辟了一条"正道"。

2022 年以来，国家及本市层面均出台了不少扶持小微企业、个体工商户的政策。2022 年 1 月 19 日，上海市市场监督管理局关于印发《上海市市场监督管理局关于发展壮大市场主体的若干措施》的通知（沪市监综合〔2022〕15 号）提出支持个体工商户发展。探索实施社区服务个体工商户集中登记模式，支持社区提供场所作为登记疏导点，安排专人服务管理，帮扶社区内从事居民生活服务业的个体工商户。优化登记流程，加快个体工商户与企业登记系统衔接，支持个体工商户转企业。

2022 年 2 月 18 日，国家发展改革委等部门印发《关于促进服务业领域困难行业恢复发展的若干政策》的通知（发改财金〔2022〕271 号），明确指出 2022 年被列为疫情中高风险地区所在的县级行政区域内的服务业小微企业和个体工商户承租国有房屋，2022 年减免 6 个月租金，其他地区减免 3 个月租金。各地可统筹各类资金，对承租非国有房屋的服务业小微企业和个体工商户给予适当帮扶。

2022 年 5 月 29 日，上海发布了《上海市加快经济恢复和重振行动方案》，提出了八个方面、50 条助企纾困政策。指出，一是延缓缴纳社保。对餐饮、零售、旅游、民航、公路水路铁路运输等 5 个特困行业，从 4 月起阶段性缓缴社会保险费单位缴纳部分。其中，养老、医疗保险费缓缴期限至 2022 年底，失业、工伤保险费缓缴期限不超过 1 年，缓缴期间免收滞纳金。二是减免房屋租金。对承租国有房屋从事生产经营活动的小微企业和个体工商户，免予提交受疫情影响证明材料，2022 年免除 6 个月房屋租金。对承租国有房屋、运营困难的民办非企业单位，参照小微企业和个体工商户 2022 年免除 6 个月房屋租金。

随后，金山、普陀、长宁等区均发布了针对区属国有企业、行政事业单位减免房屋租金的实施细则。鼓励引导商业综合体、商务楼宇、专业市场、产业园区、创新基地等非国有房屋业主或经营管理主体，向最终承租经营的小微企业和个体工商户给予 6 个月房屋租金减免。

2022 年 7 月 14 日，上海市扶持个体工商户发展联席会议办公室关于印发《上海市扶持个体工商户健康发展的若干政策措施》的通知（沪市监注册〔2022〕271 号）出台，针对"住宿和餐饮业"等行业提出增值税减免、阶段性实施缓缴社会保险费政策、降低水电气成本等具体举措。

二、现制现售业态分布及特点

（一）现制现售业态多数分布在上海郊区

上海市现制现售业态共计 31659 家，其中 65.6% 分布在 9 个郊区，郊区的现制现售食品生产经营企业按数量多少依序为浦东新区、闵行区、松江区、宝山区、青浦区、奉贤区、嘉定区、金山区、崇明区。

（二）现制现售经营业态和品种丰富多样

上海市郊区现制现售业态中主要经营项目可划分为 4 大类：糕点类 7818 家，占比 30.22%；自制饮品 12005 家，占比 46.41%；热食类 5638 家，占比 21.80%；生食类 406 家，占比 1.57%[①]。可见，自制饮品和糕点合计占 7 成以上。根据食品种类再进行细分，糕点类食品最多（占比 43.89%），其次是自制饮品（占比 36.65%），再次是熟肉制品（占比 14.29%）和其他（主要为预包装食品和散装食品）等。

（三）现制现售业态特点

课题组采用整群抽样法对上海市 9 个郊区进行调查，共计被调查企业数 483 家。经调研统计结果可知，现制现售食品生产经营行业普遍存在经营规模小、经营主体文化程度不高、就业稳定性不高及收益不大等特点。

具体来看，一是经营主体的学历普遍不高，主要集中在大专（占比 32.3%）、高中／高职（占比 31.88%）、初中及以下（占比 26.67%），本科及以上学历比较少（占比 10.14%）。二是经营年限普遍不长，其中经营年限为 1 至 3 年的最多，占比 49.69%，经营年限在 1 年及以下的占比 16.56%，经营年限在 3 至 5 年的占比 17.6%，经营年限在 5 年及以上的占比 16.15%。年销售额在 20 万及以下占比 67.7%，其次是年销售额 20 万至 40 万（占比 25.67%），年销售额在 40 万及以上的食品生产经营企业数量比较少（占比 6.63%）。三是经营场所绝大部分属于租赁房屋（占比 97.72%），仅有 2.28% 是自主产权店面。经营面积在 30 平方米及以下的占 7 成，其中 10 平方米及以下占 20.29%，10 至 30 平方米占 51.97%。30 平方米及以上占 3 成，其中 30 至 50 平方米占

---

① 有的经营单位不止经营一个品类，故总数超过 21097 家。

17.18%，50 平方米及以上占 10.56%。

（四）小结

综上所述，现制现售经营者多数为个体工商户（如被调查的某区域 52 户现制现售全部为个体工商户），且以租赁房屋经营为主，大部分持有食品经营许可证，少部分持有小型餐饮临时备案证（如某古镇现制现售业态中持有小餐饮备案的大约占 1/3）。现制现售经营者单体店面面积多数在 30 平方米以下，年销售额多数在 20 万元以下。另据了解（截至 2022 年 5 月），在调研范围内，由于大部分是个体工商户且几乎都是私人房屋性质，仅有少部分现制现售经营者租赁的是区属行政单位或资产公司（如 51 户租赁房屋中仅有 2 户为国有房屋性质），因此能够享有减免政策的经营者仅占少数。

三、现制现售业态食品安全风险浅析

近年来，随着市郊城镇化的快速发展，部分现制现售食品以品牌化发展为方向，已经成为旅游景区不可或缺的特色小吃，在满足消费者多样化饮食消费的同时，也拓展和丰富了上海饮食文化内涵。但是，由于现制现售经营主体总量巨大，食品安全风险控制能力较低，生产经营过程安全隐患较多，且易受到疫情影响，调研中发现仍存在不少食品安全隐患。

一是食品从业人员食品安全意识不强。现制现售食品生产经营者多为小型经营主体，在检查中也发现存在很多经营单位不能及时开展企业内员工上岗、在岗培训，以及关键岗位人员未经考核合格上岗等情况。培训考核的缺乏更弱化了从业人员食品安全意识，也使从业人员在日常经营中无法按照相应的规范来操作，是日后产生食品安全风险隐患的关键所在。

二是食品安全保障制度落实不到位。在台账记录方面存在明显造假记录迹象或不合理登记、缺漏项等情况。在采购凭证方面存在票据凌乱、未归档管理，购物凭证信息不全等（如无送货单位名称或无供货商盖章、签字等情况）。在健康检查制度方面存在未建立从业人员健康档案，或未取得健康证或健康证为假证就上岗的情况。

三是食品安全生产操作不规范。环境及设施设备等方面，均存在清洗不彻底、积垢、破损、维护不及时等常见问题。标签标识方面，存在主要信息缺失甚至使用过期原料的行为。加工操作方面，存在厨余垃圾未及时清除、操作台面未清理彻底、未配备消毒设施，工作人员的"三白"①佩戴不到位等情况。在调研中发现，一部分现制现售食品被裸露摆放在空气中，未加盖或采取其他措施避免污染。

四、对现制现售业态健康发展的建议

后疫情时代，现制现售业态健康高质量发展将呈现挑战和机遇并存态势。一方面，全球疫情的侵袭凸显了餐饮业在良性发展中存在的制度短板，未来在精准性上对现制现售等业态仍有一定制度空间助力其持续性健康发展；另一方面，本市正在努力打造市郊特色小镇，推进文旅产业高质量发展，特别是随着消费结构升级，大众对食品的安全、品质、健康等要求更高，特色意识和品牌意识不断增强，对去同质化产品的期待更高，现制现售业态将迎来一个难得的发展机遇。

（一）坚持政府引导、市场竞争，鼓励制定业态扶持政策

发挥政府规划引领和资源统筹作用，合理布局市郊食品现制现售

151

---

① "三白"指白衣、白帽、白口罩。

业态，强化政府在制度建设、标准制定、监督执法等方面的职责；以全面落实"六稳""六保"①和纾企解困为目标，结合城镇发展规划和新农村建设，对部分房屋性质、区域规划等历史原因造成的经营证照难办等问题，出台适当的扶持性政策，进一步放宽市场准入、优化营商环境，壮大市场主体，促进创业就业。尤其对于历史较长、具有文化传承内涵的现制现售业态，视情况给予产业发展扶持，适当增加补贴，支持开展就业、市场营销、品牌建立等引导性培训。

（二）坚守诚信为本、安全为基，推动行业往品牌化发展

强化经营者食品安全主体责任，健全食品安全诚信自律制度，完善食品安全各项保障制度，始终将保障食品安全放在首要位置。在此基础上坚持传承与创新相统一，结合区域发展特色，充分挖掘传统技艺和品牌内涵，开发具有地域特色的品牌产品，如围绕区域文旅产业发展规划，充分发挥现制现售与旅游景点相结合的优势，做大做强"文化食品""旅游食品"，让更多传统文化融入现代生活，培育地方特色现制现售食品的品牌影响力。同步，鼓励有条件的产品积极申请中华老字号等品牌认证。鼓励创新产品包装，增加体验式营销。鼓励以多种形式展现现制现售食品相关历史和品牌故事，展示产品特色，宣传品牌形象，推进上海品牌传播。

（三）创新智慧手段，充分发挥社会共同治理

倡导现制现售业态建设、推广"明厨亮灶"应用，通过透明玻璃窗、透明玻璃幕墙、矮墙隔断等方式，让消费者直观看到食品加工环境和制作过程，自觉接受社会监督。鼓励有条件的经营者采用升级的

---

① 六稳指稳就业、稳金融、稳外贸、稳外资、稳投资、稳预期。六保指保居民就业、保基本民生、保市场主体、保粮食能源安全、保产业链供应链稳定、保基层运转。

"互联网＋视频厨房"等方式，向消费者现场展示或远程展示食品加工制作过程及相关证照、监管信息。倡导密集分布的现制现售业态（如小吃广场、美食街等）采用"打包式"方式进行集体投保，分散经营者风险，保障消费者权益。充分发挥本市基层社区"一站三员"① 作用，做好食品安全科普宣传、隐患排查，信息报告工作。增加旅游景区的投诉举报方式，鼓励社会公众积极举报行业违法行为，加大社会监督力度。

（四）加强从业人员培训考核，落实食品安全主体责任

完善食品从业人员培训考核体系，针对现制现售行业流动性大、人员素质低等特点，有效引导并注重采取多样化培训渠道和智能化方式，提高从业人员参与培训的积极性和主动性。如松江区市场监管局依托第三方上线了"食安线上课堂"微信小程序，该课程支持食品经营者和监管人员开展学习培训，课程支持移动学习，可随时随地培训；针对性强，可分业态分岗位培训，并不定时增加学习内容。同时，可加强对从业人员的考核管理，倒逼经营者落实培训责任，加强食品安全保障制度并切实落实餐饮操作规范要求，如做好索证索票和台账记录；做好信息公示，规范张贴包括营业执照、许可证从业人员健康证等；采用透明罩、玻璃窗等方式避免食品直接暴露在空气中，以防病媒生物等污染。

（五）鼓励建立行业协会，加强服务型监管

建议在现有餐饮协会或者食品行业协会的基础上，成立现制现售分支协会，积极发挥其在质量品牌建设、行业诚信自律、传统工艺优化等方面的重要作用。做好政府监管与行业发展之间的桥梁纽带，牵

153

---

① 一站指食品安全工作站；三员指食品安全协管员、信息员、宣传员。

头组织开展食品安全法律政策等宣贯 ① 教育、企业代表座谈会等，听取行业实际难点，有针对性开展引导服务，不断提升现制现售从业人员的食品安全知识水平，完善经营管理长效机制，推进现制现售业态自我良性健康发展。

参考文献

颜嫦嫦、聂亮、王晨诚、李亦奇、袁晓月、彭少杰：《现制现售即食食品安全问题及监管对策研究》，《食品工业》2022 年第 12 期。

---

① 宣贯指宣传并透彻理解。

上海医疗器械行业
发展状况与展望

杨依晗　胡　骏*

2021 年是"十四五"的开局之年。上海在政府工作报告中明确提出，"十四五"要聚焦强化"四大功能"。其中在高端产业引领方面，要推动集成电路、生物医药、人工智能三大先导产业规模倍增。本文对 2021 年的上海医疗器械行业发展状况进行数据分析，提出行业发展的特点和趋势，并对行业未来发展进行展望，提出政策建议。

一、上海医疗器械行业基本分析

目前，上海作为全国医疗器械产业发达地区之一，医疗器械市场总规模约占全国总量的 8.4%。截至 2021 年底，全市共有医疗器械生产经营企业 35925 家，其中医疗器械生产企业 1045 家，经营企业 34880 家；产品注册及备案 12000 多项。上海医疗器械市场总规模约占全国总量的 8.4%。

（一）行业规模——产值稳定增长，销售相对不畅

2021 年，上海医疗器械工业总产值（全行业口径）为 540.8 亿元，

155

*　作者单位均系上海市药品和医疗器械不良反应监测中心。

同比增长 24.05%，5 年复合增长率 15.7%；工业销售产值为 488.3 亿元，同比增长 16.2%，工业销售产值与本年度工业产值有 52.5 亿元的缺口（图 1）。同期上海生物医药制造业工业生产总值已达 1712 亿元，同比增长 11.6%。医疗器械规模以上企业[①]实现工业产值 516 亿元，占生物医药制造业工业产值的 30%。

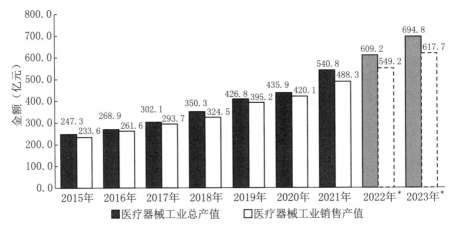

图 1　2015—2021 年上海市医疗器械生产企业经济数据及预测

数据来源：上海医疗器械产业应用数据。

*表示预测值。

（二）产业结构——集中度提升，内外资企业加速发展

2021 年，医疗器械生产企业产业集中度进一步提升，规模以上企业数量增加，从 2020 年的 206 家增至 236 家（图 2）。医疗器械工业总产值超过 30 亿的大型企业有 4 家，超过 1 亿的企业增长到 90 家。工业总产值超过 5000 万元的企业增至 141 家，在医疗器械总产值中占89.9%，比去年提升 1.7 个百分点。

①　主营业务收入在 2000 万元以上企业。此处指医疗器械工业总产值在 2000 万元以上企业。

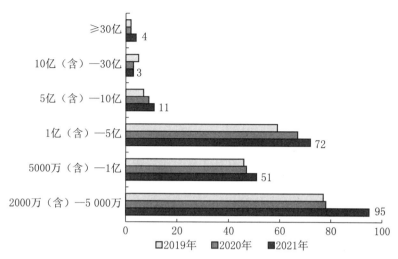

图 2 2019—2021 年工业产值不同的医疗器械企业数量分布

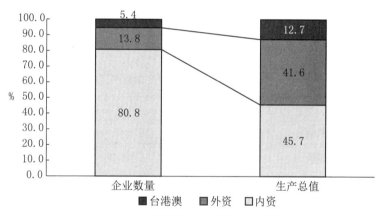

图 3 2021 年上海医疗器械不同类型企业的生产总值和企业数量分布

数据来源：上海医疗器械产业应用数据。

从企业类型分析（图 3），产值规模最高的是内资企业（无外资、台港澳投资），具有企业数量多、个体规模小的特点，总体产值增长迅速。2021 年产值占到全行业的 45.7%，总产值复合增长率达 16.9%。产值规模第二位的是外商投资企业（包括外商独资、中外合资），2021年产值占比为 41.6%，同比有所提升，复合增长率为 17.2%。其中外商

157

独资企业和中外合资企业数量几乎各占一半，但外商独资企业产值占比更高（占31.7%）。产值规模第三位的是台港澳投资的企业，具有企业数量少、单个个体规模大的特点。其产值约为总量的12.7%，企业数量为总量的5.4%，在医疗器械行业的贡献率逐步降低。近年来，该类企业产值复合增长率达13.7%。

（三）产业布局——浦东引领集聚，委托外省市企业生产加剧

产业空间布局方面，上海医疗器械生产企业集聚于浦东新区、松江、嘉定和闵行，这4个区拥有的生产企业占全市总数的57.8%。2021年浦东新区医疗器械产业焕发新活力，新增23家生产企业，引领全上海医疗器械产业发展。闵行区和奉贤区企业数量也增长明显，呈现一定的集聚趋向。经营企业的分布比较均衡，集中在浦东新区、金山区、奉贤区、青浦区。企业总数增长方面，浦东新区、宝山区、闵行区增长最多（表1）。

表1　2021年各区医疗器械企业数和变化

行政区	生产企业			经营企业		
	2020年	2021年	变化	2020年	2021年	变化
浦东新区	242	265	23	5403	6044	641
松江	131	124	−7	1800	2084	284
嘉定	106	114	8	1505	1649	144
闵行	84	100	16	1945	2225	280
青浦	69	70	1	3819	3645	−174
宝山	73	80	7	2328	2629	301
奉贤	74	84	10	3967	4055	88
普陀	40	38	−2	1022	1109	87
金山	49	55	6	4353	4490	137
徐汇	31	36	5	1253	1143	−110
杨浦	21	22	1	1353	1229	−124
崇明	19	20	1	980	1035	55

（续表）

行政区	生产企业			经营企业		
	2020 年	2021 年	变化	2020 年	2021 年	变化
静安	10	12	2	1271	1256	−15
虹口	6	7	1	843	728	−115
长宁	6	6	0	894	898	4
黄浦	2	5	3	596	658	62
临港	0	5	5	0	3	3
合计	963	1043	80	33332	34880	1548

注：跨区企业分别统计在相关区内。

数据来源：《上海市药品监督管理局年报》。

近年来，原产地为上海的产品委托外省市生产备案记录每年在 300 个左右。根据众成医械数据云，在 2021 年上海企业的 347 个委托生产记录中，受托企业所在省市集中于江苏，委托生产的品种集中于无源医疗器械、骨科手术器械、眼科器械等（图 4），73.3% 为一类医疗器械。上海企业也有委托上海本地企业生产的情况。

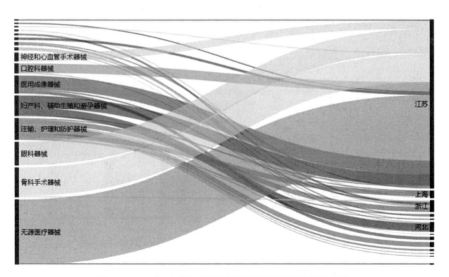

图 4　2021 年上海医疗器械品种委托生产省市流向

（四）产品结构——各类企业和新产品均稳定增长

上海市医疗器械生产企业以生产第二类医疗器械产品为主。1045家医疗器械生产企业中，有485家生产第二类医疗器械，占到所有生产企业的46.4%。同时，从全国范围看，生产第三类医疗器械的企业集中于上海，上海相关企业数量居全国第4位，约占到全国的10.7%。2021年，上海净增82家医疗器械生产企业，其中生产第一类、第二类和第三类医疗器械的企业分别净增36家、32家和14家（图5）。从产

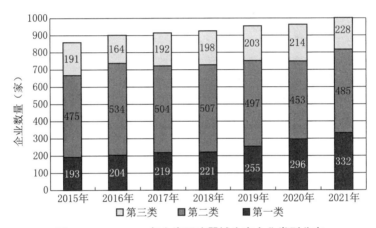

图5 2015—2021年上海医疗器械生产企业类别分布

数据来源：《上海市药品监督管理局年报》。

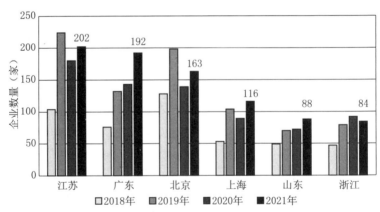

图6 2016—2021年境内主要省份第三类医疗器械首次注册数量情况

数据来源：国家药品监督管理局。

品注册数据分析，上海首次注册的第二类医疗器械为 330 个，保持着稳定地增长；共计 116 个第三类医疗器械产品首次注册，注册数量保持在全国的第 4 名，仅次于江苏、广东、北京（图 6）。

（五）创新能力——创新排名居前，投入和强度提升

近年来上海在医疗器械产品创新方面一直稳步前行。从 2014 年至 2021 年，上海共有 24 个创新医疗器械产品获批上市，位居全国第二。2021 年，进入创新医疗器械特别审批通道的上海企业产品共 12 项，从 2017 年开始，上海医疗器械产业的研发经费支出和研发强度不断提升，但是研发强度依然处于较低水平（3.99%），高于全国水平（3.79%）但低于东部地区水平（4.04%）。

（六）进出口量——总体保持增长，出口增速放缓

据上海海关统计，2021 年上海医疗器械进出口总额为 635.26 亿元，同比增长 15.11%，涨幅增长约 9.31 个百分点。其中，进口额为 501.23 亿元，同比增长 18.81%，涨幅增长约 15.32 个百分点（图 7）；出口额为 134.03 亿元，同比增长 2.93%，涨幅下降约 10.9 个百分点

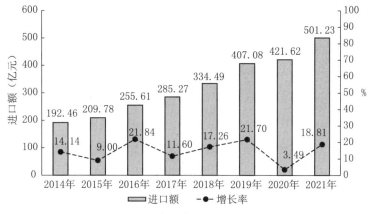

图 7　2014—2021 年上海医疗器械进口额与增速

数据来源：上海海关网站。

（图8）。从2014年—2021年的数据来看，上海医疗器械的进出口总体保持增长趋势，出口方面增速大幅降低，但总体保持增长。

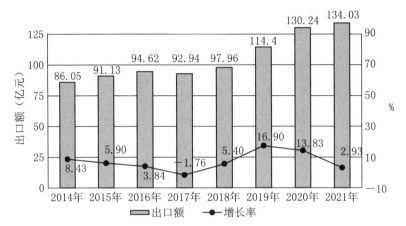

图8　2014—2021年上海医疗器械出口额与增速

数据来源：上海海关网站。

出口方面，2021年上海医疗器械企业发生出口交货的有187家，比2020年减少2家。医疗器械出口企业和产品又恢复到新冠疫情前的占比情况，外商独资企业的占比超过50%，医用检查检验仪器及服务类恢复为第一大类，占比38%（图9、图10）。

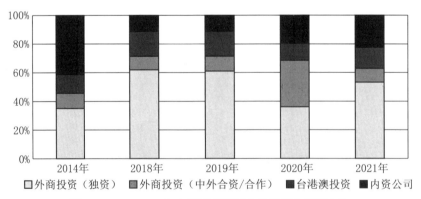

□外商投资（独资）　▨外商投资（中外合资/合作）　▨台港澳投资　■内资公司

图9　2014—2021年上海医疗器械企业出口交货值占比

数据来源：上海医疗器械产业应用数据。

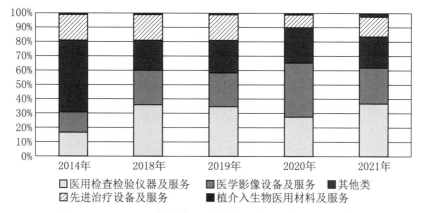

图 10　2014—2021 年上海医疗器械细分领域出口交货值情况

数据来源：上海医疗器械产业应用数据。

（七）上市企业——新增企业居首，利润大幅增长

2021 年，A 股市场医疗器械上市企业 105 家，其中有 25 家为新上市企业，是生物医药各板块之最。按照地区分布情况，上海以 9 家新增上市企业居全国年度新增之首，其中 4 家在 A 股市场上市，5 家在港交所上市。截至 2021 年底，上海医疗器械上市企业共 23 家，主要集中于体外诊断试剂类产品和服务，以及高值医用耗材。2021 年，上海的医疗器械上市企业效益快速增长，营业总收入平均同比增长31.31%，净利润总体平均同比增长 48.02%。

（八）细分领域——医用检查检验仪器和其他类快速增长

按照国家发展改革委公布的《战略性新兴产业重点产品和服务指导目录》中明确重点支持的 4 大医疗器械产业——医学影像设备及服务、先进治疗设备及服务、医用检查检验仪器及服务、植介入生物医用材料及服务 [1]，分析发现：在企业数量方面，先进治疗设备及服务的企业占比最高，接近一半；从总产值计算，各个类别占比比较平均，

163

---

[1]　无法归入的类别划分入其他类。

其中医用检查检验仪器及服务占比最高，达到31%。医学影像设备及服务类的企业平均总产值是在所有类别中最高的（图11）。

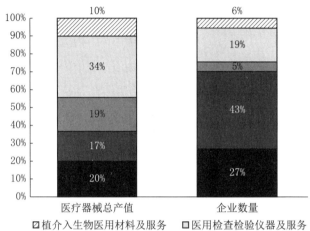

图11　2021年上海市医疗器械生产企业不同产品类别占比

数据来源：上海医疗器械产业应用数据。

从总产值发展速度来看（图12），2021年各细分领域均保持了高速增长，发展情况可分为三种。第一类是一直保持高速增长的医用检

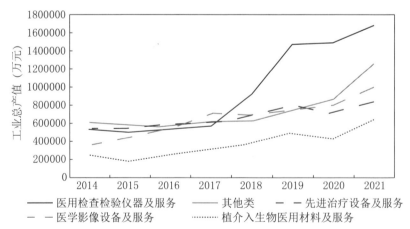

图12　2014—2021年上海医疗器械重点产业工业总产值发展趋势

数据来源：上海医疗器械产业应用数据。

查检验仪器，2021 年较 2017 年增长近 3 倍，复合增长率为 18.0%。第二类是医学影像设备及服务、植介入生物医用材料及服务和先进治疗设备及服务，复合增长率分别为 15.2%、14.78% 和 6.94%。第三类为其他类，近年来发展提速，同比增长 43.5%，说明医疗器械行业有值得关注的新领域。

总体而言，2021 年上海医疗器械产业规模稳步提升，增速已超过 2020 年新冠疫情前的水平，产业结构持续升级，产业集中度水平进一步提升，内外资企业加速发展，浦东新区引领产业布局继续优化，创新能力保持前列，创新投入和强度大幅增加，进出口保持增长，新增上市企业居首位。同时，上海医疗器械产销缺口扩大，委托外省市企业生产活动频繁，出口增速放缓，不属于原四大重点医疗器械产业的"其他类"器械正在快速增长，这些均值得行业主管部门关注。

二、上海市医疗器械行业发展展望

（一）产销缺口增大，急需提升销售能力

上海医疗器械行业产销缺口的增大，与上海医疗器械产业中医疗设备居多和中小企业居多的结构特点有关。我国医疗设备的销售长期被外资企业的产品垄断，是上海医疗器械销售受到制约的主要因素。与其他省市的医疗器械产业相比，上海医疗器械有很大部分为中高端医疗设备。目前，以飞利浦、GE、西门子为代表的国际巨头在我国高端医疗器械市场长期处于垄断地位，占据超过 70% 的市场份额。相对于耗材类产品和 IVD 产品，医疗设备销售的周期更长，受医院认可度、政府采购政策等的多重影响，存在市场规律无法保证公平有效的资源配置的情况。因此，科学的宏观调控和政策干预就十分重要。

在医疗装备国产化进程加快、现有产品更新换代周期缩短的背景下，政策需引导市场转向同等水平的国产医疗器械，以扶持国产产品进入并参与市场竞争。为保持国产医械行业的长线发展，多地已发布限制进口政策。比如，财政部《政府采购进口产品审核指导标准》（2021年版）以及广东省卫健委、陕西省卫健委、云南省昆明市财政局、浙江省杭州市财政局等发布了数量骤减的进口产品目录清单，加强政府采购进口产品的审批。当然，中高端国产医疗器械仍然与进口产品存在一定程度上的差距，急需在技术研发领域继续加大投入。

与生物医药的其他领域相比，上海医疗器械产品中小企业居多，短期内难以构建产品的销售渠道，这也会对产品的产销率产生影响，需要第三方经销服务支持。

（二）优势企业规模扩大，行业集中度加速提升

随着医疗器械带量采购在全国推行，行政部门将采购选择权集中统一使用且趋于常态化，将持续深刻地改变医疗器械的业态。不论是医疗器械生产企业还是医疗器械经营企业，医疗器械行业集中度将加速提升。对于生产企业而言，高值医用耗材集中采购政策所涉及的品种、招标频次、市场占比将不断提升，未中标企业的产品市场空间被极度压缩，"赢者通吃"的局面扩大，有利于兼具创新能力、成本控制能力和国际化能力的大中型生产企业，规模较小且没有创新力的企业将被市场淘汰。最终，将进一步提高产业集中度，以及医疗器械质量可控水平。

数字化的趋势和带量采购为流通企业带来机会。随着医疗机构供应链管理升级，医用耗材SPD管理模式正在迅速铺开，导致经营企业进一步集中。SPD（Supply，Processing，Distribution）即医用物资供应加工配送一体化，是能够有效提高医疗机构效率的供应链管理模式，通过建立医院内的智能物流系统，大幅减少耗材损失与人力需求。带量采购解决了经销环节中的一些弊端，也倒逼流通企业加速成长，与医院合作建立 SPD 平台是国药集团、上药集团等头部企业的可选策略，共同为供应链创造更多价值。

（三）跨界融合创新提速，催生新盈利模式

近年来，以苹果、小米、华为为代表的通信设备巨头们，敏锐捕捉到万亿医械市场不断释放的蓝海红利，加速布局人工智能医疗器械和可穿戴医疗设备市场。同时，受地产行业增速下行等因素影响，国内家电行业销售额和增速有所下降。受医疗器械毛利率更高、发展前景更好、新冠疫情助推等因素影响，京东方、海尔、TCL 等影像显示行业的上游供应商也抓住机会入场医疗器械。阿里巴巴、百度等互联网电商也不断强化医疗器械销售平台，拓展家用医疗器械产品销售。这些跨界融合事件对医疗器械行业高质量发展带来了新活力，加快行业的创新步伐，并将催生以服务为主的新盈利模式（表 2）。

表 2　近年来我国大型企业跨界进入医疗器械行业事件

企业名称	时　间	事　件
华为	2019 年	变更了公司经营范围，新增第二类医疗器械销售等业务
	2021 年 3 月	获得 3 张医疗器械注册证
腾讯	2021 年	与飞利浦（中国）投资有限公司在智能医疗领域的研发达成战略合作
		与诺华制药在整合创新药物、人工智能和社交平台，为慢性病患者提供服务达成战略合作
阿里巴巴	2014 年	组建互联网医疗平台阿里健康
	2021 年	天猫健康发布《2021 中国互联网家用健康器械趋势白皮书》

（续表）

企业名称	时　间	事　　件
美的集团	2021 年 2 月	斥资 22.97 亿元入主老牌上市影像企业万东医疗，布局医学影像领域
TCL	2012 年 7 月	与私募浩然资本合资成立 TCL 医疗
	截至 2021 年	在全国已布局 5 家医学影像中心
海信	2020 年 10 月	首款超声产品——HD60 泰山系列产品面世
百度	2021 年	百度在线网络技术（北京）有限公司变更经营范围，增加销售医疗器械二类、三类业务
	2021 年 3 月	投资东软医疗
格力	2020 年初	在珠海、成都、天津等城市成立了医疗装备相关公司，将投资 10 亿元在医疗设备领域，研发高端医疗设备

在互联网的背景下，人工智能和可穿戴设备技术将对医疗器械行业的发展带来深远影响。可穿戴医疗器械生产与运营企业可以通过构建与企业软硬件相结合的个性化健康管理服务体系，强化云端集成对接和数据管控，实现患者端、医生端和云端的无缝对接，为用户提供更全面的增值服务。可穿戴设备将促使一部分医疗器械企业加快从硬件走向服务，提升企业自身的服务变现能力。

（四）长三角区域创新一体化进程加快

近年来，各类长三角区域的生物医药产业创新联盟不断涌现，尤以 2021 年集中（表 3）。这些联盟多以上海为中心，以由医疗创新企业、投资机构、医院、政府等有关单位和机构为主体，自愿结成的全国性、专业性、非营利性组织。这些联盟，以优势互补、信息共享为原则，努力打通产业链研发生产、金融投资等各类服务机构资源、信息，建立产业链上下游的高效协同通道，通过资源配置效率的提升，促进长三角区域生物医药创新一体化的发展。

表3 近年来长三角区域生物医药创新联盟成立情况

时　间	联盟名称	成立地点	联盟成员
2015年9月	中国心血管医生创新俱乐部（CCI）	上海	国内多位资深心血管病专家
2017年6月28日	中国心血管创新产业投资联盟	上海	南京医科大学第一附属医院（暨江苏省人民医院）、德诺资本、鼎晖投资、华泰瑞合等
2020年12月16日	长三角生物医药产业服务发展联盟	上海	上海市生物医药行业协会、浙江省医药行业协会、安徽省医药行业协会、江苏省生物化学与分子生物学学会等
2021年5月25日	长三角生物医药产业链联盟	苏州	上海市、浙江省、江苏省、安徽省经济和信息化有关部门，从事生物医药（含医疗器械）产业相关的企事业单位、公共平台、高校、研究机构、智库组织等
2021年6月9日	长三角生物医药协同创新联盟	上海	上海市及苏浙皖三省的政府、高校、科研院所、企业、各地生物医药园区及产业主管部门
2021年6月24日	长三角医疗器械高质量协同发展联盟	浙江嘉善	长三角区域合作办公室、中国医保商会医疗器械国际合作分会、长三角城市经济协调会智慧医疗发展联盟、上海医疗器械行业协会、上海浦东医疗器械贸易行业协会等
2021年10月22日	东方脑血管创新俱乐部（OCI）	上海	海军军医大学附属长海医院、复旦大学附属中山医院、常州市第一人民医院等各省市脑血管病领域专家学者，上海市经信委、上海市生物医药技术研究院等部门，上海理工大学医疗器械学院等高校以及企业、投资机构
2021年12月	长三角医药创新发展联盟	上海	上海长三角商业创新研究院、中国科学院上海药物研究所、恒瑞医药、信达生物、天汇资本等

三、上海医疗器械行业发展的政策建议

当前，全球产业链进入重构变革期，呈现本土化和区域化趋势，跨行业和跨业态深度融合，知识垄断成为新特点。为推进上海医疗器

械产业高质量发展，建议在充分发挥自身资源禀赋优势基础上，抢抓临港新片区建设、长三角一体化发展等国家重大战略机遇，全面激发改革创新引领动力，不断强化高端产业引领功能、长三角区域能级和核心竞争力。

（一）抓住重点领域，促进研发创新和成果转化应用

新一代医学影像装备等诊断检验装备，以及植入式心脏起搏、心衰治疗介入、神经刺激等有源植介入器械是"十四五"医疗装备产业发展的七大重点领域之一，也是上海具有优势的细分领域，应作为上海重点发展支持的领域。人工智能和信息化技术具有引领作用，有望与多种医疗器械结合，带来跨越式增长。对于创新医疗器械的发展而言，不论是本土企业的突破性创新还是渐进性创新，以及跨国企业的本土化创新及制造，都是值得鼓励的发展形式。建议加大政府对医疗器械创新的资金投入，激发医疗器械产业发展动力和市场活力。

对于医疗器械上市，加强对于医疗器械创新的孵化后支持也必不可少。创新产品实现良性商业化是让创新自主循环造血的动力。为此，对于创新医疗器械，探索进一步简化招标采购流程，甚至对转化困难更大的本土创新产品倾斜，并扩大本土创新产品的示范应用支持力度。对于医疗器械高端设备领域，在市场机制作用发挥有限的情况下，严格执行国家限制进口产品采购的政策，加大对国产产品的支持力度，是促进上海乃至全国的高端医疗装备的发展非常重要的手段。

（二）发挥临床医学和创新企业集中优势，服务产学研创新联盟

上海临床医学重点科室集中、知识更新与国际接轨，国内外创新企业汇聚，应进一步支持构建多个以临床为导向的医疗器械创新体系，打造贯彻基础研究、临床研究和转化应用的创新链条。加快临床医学的转化，一方面需要加强转化服务中介机构培育，另一方面监管体系发挥创新服务站功能，合规进行早期介入提供指导，以点带面实现规模化创新。

对此，可重点聚焦高值专科耗材的创新，这是特别需要临床医学和企业相结合的一类产品。这类产品专科急需、单价高、用量大、长期依赖进口，有望成为上海医疗器械产业的新增长点。目前医院常用的高值专科耗材主要分心脏介入类、人工关节类、外周血管介入类、消化材料类、麻醉材料类及其他类。

（三）注重医疗器械产业链供应链集群发展

随着集中带量采购、全面取消耗材加成和两票制等政策的落地，医疗器械产业链供应链改革进入新阶段，整体朝着数智化、高端化、国产替代化等方向发展。在全球产业大变更的背景下，上海要构建先进制造业和高端制造业的体系，提升创新产品的在沪落地转化率，就要充分借助医疗器械产业集群发展的规律，加快补足重点发展的细分领域的供应链短板，以信息链打通医疗器械产业上游的原材料和零部件供给以及技术研发服务、下游的产品需求、产品质量及管理流程等，放大产业链创新链牵引作用，发挥集群合力，最终筑牢医疗器械创新发展高地，形成国际先进、安全韧性的产业基础体系，加快构建聚焦前沿、促进创新、加速转化的"长三角医疗器械产业生态圈"，包括"研发—产业化"的协同、"整机—零配件"的协同、"生产—展示—销售"的协同、"制造—服务"的协同。许多产品和服务在长三角不同城市节点间发生高频互动的紧密连接，共同分享高能级产业的价值红利。

（四）发挥全链条科学监管的机制优势

监管服务是产业发展的重要营商环境，是行业高质量发展的重要支撑。上海的医疗器械审评、检验检测和风险监测等能力都名列前茅。2021年，上海通过医疗器械审评审批提质增效扩能行动，致力于打造医疗器械审评审批改革新高地。"上海市医疗器械检测所"也已于2020年12月更名为"上海市医疗器械检验研究院"，整体迁建工程建设获得批复，实现年内"动工建设"的目标。建议进一步提高产品审评审批、检验检测效能，以及风险评估、监测和技术服务，助力创新产品研发，探索与国家药品监督管理局医疗器械技术审评检查长三角分中心协同合作，将审评审批优势、检验检测标准化研究、上市后风险监测和评价与企业的专业技术优势结合，形成产品全生命周期的闭环管理的合力。关注创新产品需求，加快落实专业化的第三方检测、注册服务、质量管理体系服务、政策咨询等医疗器械产业服务类机构发展，创造更适于企业创新发展的环境。同时，大力疏通委托生产监管，强化跨区域协同监管，建立职责清晰、信息通畅、衔接有序、协作有力的监管工作机制，释放上市许可持有人制度的红利。

（五）发挥医疗器械专业人才优势

科技创新，一靠投入，二靠人才。人才问题也是目前上海高端制造企业面临的非常严峻的问题。后疫情时期中国将迎来一次海外科技人才回流高潮。上海作为长三角城市群的中心城市，是海归科技人才首选之地。因此，上海医疗器械行业发展，要积极推进和有效利用此次科技人才回流，大力推行扶持海归科技人才就业创业的优惠政策，优化和落实减税政策，提供保障机制。同时，还应充分发挥本土科技人才的作用以及加强相关学科的建设。鼓励校企合作办学、产教融合等方式，加快优化相关学科布局和资源配置，打造医疗器械高技能人才培养基地，并提升上海对医疗器械相关专业毕业生就业吸引力，为医疗器械行业的发展打下良好的人才基础。

上海生物医药智能制造研究：方向研判与对策建议

陈少雄　李　明*

一、生物医药智能制造的内涵和意义

（一）内涵

生物医药产业作为上海重点发展的三大先导产业之一。以习近平总书记为核心的党中央赋予上海"加快建设具有国际影响力的生物医药产业创新高地，全力打造世界级生物医药产业集群"重要使命。

生物医药智能制造贯穿于生物医药研发、生产工艺、质量管理等全过程，并交叉服务于各细分制造领域的具有自主感知、学习、决策、执行、适应等功能的新型先进制造方式。具体涉及"智能制药"和"智能制药装备"两个方面。"智能制药"是利用智能化制药设备具备网络化开放性数据接口、能够与其他智能制药设备组网形成智能化制药系统。智能化制药设备和系统还能够与其他企业管理系统（ERP）和质量管理系统整合，形成智能化制药工厂系统。具备自动分解和分配生产任务，自动管理物流，自动组织生产，自主质量管理等系统功能。"智能制药装备"是指在高度自动化基础上，运用信息

---

* 作者单位均系上海市生物医药行业协会。

技术并在人工智能控制下的机电一体化完成特定制药工艺的设备，具备多重传感器、设备状态自检、制造过程自检、人工智能判断、决策、人机交互、人机协同、设备之间的交互控制、系统自适应、自调整、组网链接、数据收集、数据整合、数据共享、远程维护、远程控制、模块式配置、满足实时监测、电子记录、电子签名、审计追踪、环境监测、安全监测等高级功能。智能制药装备是实现智能制药的基础，制药装备决定了制药水平和药品质量，制药水平决定用药水平和用药成本，与人民的身体健康、生活质量和社会和谐发展息息相关。

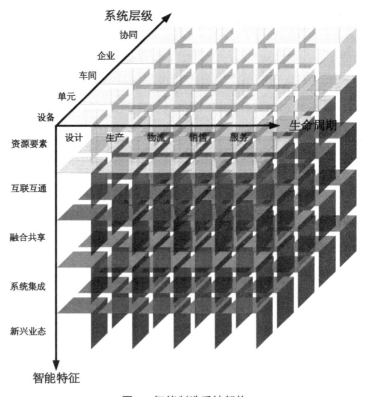

图 1　智能制造系统架构

图片来源：《国家智能制造标准体系建设指南（2021 版）》（工信部联科〔2021〕187 号）。

（二）主要意义

1. 推进研发成果实现本地产业化

智能制造可以解决上海生物医药产业目前面临的创新成果产业化落地难、厂房建设环保标准高、土地指标紧等瓶颈问题，有助于发挥出上海生物医药研发能力和基础条件强的优势，实现重大产品和创新产品的本地产业化；有助实现厂房集约化管理，提高生产效率，从而提升产品整体竞争力；同时，也有利于提高上海智能制造装备制造业的发展水平。

2. 大幅提高药品制造和质量水平

智能制造将带来划时代的药品制造变革，智能制药装备通过各种设备执行软件的无缝连接形成智能流水线，再加上生产管理软件、药品质量监测（QC），以及水电等公用工程，形成从物料投入到成品药产出的无人化、智能化工厂；能够全面实施并严格执行药品生产质量管理规范，塑造全生命周期和全产业链质量管理体系，健全药品安全信息追溯体系。

3. 大幅降低上海制造业的成本

制药行业实现智能制造后将不再需要大规模建造厂房和大量聘用工人，有助于缓解发达地区商务、人才、生产等成本较高的问题，拉平上海与全国的生产成本，发挥出上海的科技研发、设备设计更新、保养维修等优势，占领发展先机和高地。

4. 大幅提高上海药品监管和质量水平

通过智能制造实现药品生产的动态验证，促进高效、高质量的药品监管和审批，加速上海药品与国际市场接轨。同样，药厂常态化管理也将依靠智能制造来实现实时监控，以避免人为干预和人工失误。

5. 有助推动高效绿色制造

制药行业需要特别重视环境保护、绿色制造和高效率制造。智能制造是实现绿色制造重要的路径和手段。智能制药装备具备相应的环保装置，可利用工厂和工业园区的环保处理能力，实现厂房集约化、原料无害化、生产洁净化、废物无害化、废物资源化、能源低碳化。强化产品全生命周期绿色管理，有助构建高效、清洁、低碳、循环的绿色制造体系。

二、生物医药智能制造发展的背景和趋势

（一）行业背景

智能工厂是未来生物医药行业重要发展趋势，其主要的两大任务就是提升设备自动化水平和搭建信息化管理平台，即利用智能化生产设备和机器人技术实现去人工化，提高生产自动化水平，降低操作风险和污染风险，实现成本节约以及更高效、更高质的生产；利用大数据分析，进一步优化生产规划，提高企业整理运营效率，实现药品生产全周期可追溯，并利用云及互联网技术实现远程智能服务，能够很好地解决制药企业面临的三大困境，使药品生产将向无人化操作、连续化生产、柔性化的智能制造方向转型和发展。

首先，生物医药智能制造是实现生物医药产业由大转强的核心战略选择。2015年，《中国制造2025》就提到要着力发展智能装备和智能产品，推进生产过程智能化，推动生物医药及高性能医疗器械领域突破。《中华人民共和国国民经济和社会发展第十四个五年规划和2035年远景目标纲要》（简称"十四五"规划）中进一步提到深入实施智能制造和绿色制造工程，发展服务型制造新模式，推动制造业高端化智能化绿色化。建设智能制造示范工厂，完善智能制造标准体系。深入实施质量提升行动，推动制造业产品"增品种、提品质、创品牌"。而后的《"十四五"智能制造发展规划》，更是明确了"十四五"期间我

国智能制造发展的指导思想、目标和重点任务。其中提到我国智能制造"两步走"战略：到 2025 年，规模以上制造业企业大部分实现数字化网络化，重点行业骨干企业初步应用智能化；到 2035 年，规模以上制造业企业全面普及数字化网络化，重点行业骨干企业基本实现智能化。

其次，智能制造是实现生物医药产业数字化转型的主要路径。通过技术创新、集成和改造，提升生产制造装备自动化及智能化水平，对于推动我国制造业供给侧结构性改革，打造我国制造业竞争新优势，加速生态文明建设，实现制造强国具有重要战略意义。我国的《"十四五"医药工业发展规划》进一步要求，推动产业数字化转型，以新一代信息技术赋能医药研发，推动信息技术与生产运营深度融合，积极发展新模式新业态。上海市政府也将生物医药作为智能制造重点发展的产业，在《上海市生物医药产业发展"十四五"规划》中提出打造智能制造应用示范的任务，明确在研发设计、生产制造、物流仓储、商业流通等各个环节实施数字化改造，聚焦生产状态在线监控、产品全流程追溯及大数据应用创新，在生物制药、高端医疗器械细分领域建设 8 家智能工厂，以及打造 2 家标杆性智能工厂的具体目标。

再次，智能制造是提升药品合规监管水平的重要手段。随着监管政策倒逼、国外高端设备竞争、信息科技带动、需求驱动，制药装备智能化已经成为行业发展的必然趋势，势将对全球药品制造业产生十分重大的影响，并由此逐渐改变全球药品制造业的发展模式和发展格局。因此，随着高端药物产品合规监管要求的提高、企业管理水平和模式的提升、老旧设备的更新换代、环境保护和安全生产要求的提高，智能化制药设备市场将会出现飞速发展，达到千亿规模。而且，随着智能化设备的普及，设备的远程服务和维护、定制生产工艺和设计管理

177

流程等高端服务也将形成相当的市场规模。

（二）发展趋势

1. 全球智能制造业发展呈现四大趋势

纵观发达国家发展先进制造业的战略，包括美国《先进制造业国家战略计划》和《无尽前沿法案》《德国工业 4.0 战略》《英国工业 2050 战略》等，可以看出未来制造业发展呈现四大趋势：软性制造、从"物理"到"信息"、从"群体"到"个体"以及互联制造。药品生产的高度可靠性要求，使得上述的先进制造成为生物医药行业的必由之路，尤其会是优先发展智能制造的行业。目前国内外在这一领域处于相同起跑线，是我国有可能实现弯道超车的重要途径。

2. 工业互联网助推智能制造建设

"工业互联网"概念是 2012 年由美国 GE 公司提出的对未来工业发展的构想，在这一构想中，"工业互联网"将通过智能机床、先进分析方法以及人的连接，深度融合数字世界与机器世界，深刻改变全球工业。GE 公司提出"工业互联网"概念，是与美国政府的战略举措相呼应。近年来，为了重塑美国制造业的全球竞争优势，美国启动了制造业振兴战略，加快发展技术密集型先进制造业，实现再工业化。作为先进制造业的重要组成部分，智能制造得到了美国政府、企业各层面的高度重视。美国政府启动了一系列计划和项目针对基于模型的企业、网络空间物理系统、工业机器人、先进测量与分析、智能制造系统集成等智能制造关键要素的发展进行系统支持。

面临此种智能制造发展趋势，上海提出要聚焦工业互联、数据互通、应用创新，抓住智能装备产品、工业软件、云数据平台、工业基础网络等关键环节，推进工业互联网、信息物理融合（CPS）、大数据智能解析等关键技术突破，着力打造适应工业互联的广域物联专网，推进工厂内互联互通、工厂间智能协作；培育智能制造系统解决方案提供商、装备制造商与用户联合应用的新模式；建立智能制造标准体系，大力提升智能制造系统集成应用水平。

3．智能制药装备市场需求攀升

智能化装备是目前装备制造领域的发展趋势，制药装备领域也不例外。随着国内制药工业规模不断扩大，药物生产水平不断提升，智能化、自动化、信息化的高新智能化制药装备势将成为生物医药行业增长的新亮点和重要支柱。智能化制药装备是打造生物医药梦工厂的基础。制药设备是制药工业的基础，制药设备的装备水平直接决定了制药工业的生产水平和药物生产质量，我国目前制药设备普遍由过去的半自动化阶段进入了初步自动化阶段。这极大地提高了我国制药工业的生产水平，但是与世界先进制药工业水平相比，我国目前的制药设备装备水平还是比较落后的，这使得我国的药品质量和药物生产控制水平处于相对落后的地位，尤其在自动化和智能化水平上差距明显，严重制约着中国制药水平的进一步发展。

三、上海生物医药智能制造发展现状及问题

（一）发展现状

近年来，上海生物医药制造业发展总体表现出稳中趋缓的态势，"十三五"期间，全市生物医药制造业主营业务收入从999.8亿元增至1448.80亿元，年均复合增长7.7%；利润总额从152.7亿元增至220.52亿元，年均复合增长7.6%制造业经过调整，正加速向高端、高效、高附加值转型。其中，上海的制药专用设备制造业在全国占据重要地位。2020年，上海制药专用设备制造业的出口交货值占全国46%，位居首位，同年实现主营业务收入53.91亿元，同比增长21.9%，占全国制药

专用设备制造业的比重超过27%。其中包括东富龙科技、远跃制药机械、敏杰制药机械、多宁生物、乐纯生物等十多家骨干民营企业，以及森松制药设备、奥星制药技术、共和真空技术、赛默飞等若干外商独资或合资企业。

（二）发展优势

上海在药物工艺技术研究、互联网和数据、人工智能AI等方面达到国际先进水平，在药物研究、IT产业、电子产业、精密制造业、仪器仪表制造业等方面处于全国领先地位，机电一体化技术、自动控制技术、计算机技术、新材料和新工艺不断开发应用，构建了较完备的装备上游产业链工业基础体系，部分制药装备制造商特别是民营企业对通过数字化运作来提高竞争力、增加收入并降低成本迈开了积极的步伐，诞生了东富龙、远跃、敏杰等制药专用设备领域的成长型企业。

（三）面临问题

1.关键基础材料、零部件等进口居多

目前上海多数智能装备企业从事装配和系统集成工作，在价值链上的利润率很低。规避国产化率的主要手段是采购国产化的集成系统或者是平台，但从目前来看，最为重要的关键材料、关键基础零部件仍然依赖进口的居多，国外企业在国内的市场占有率居高不下。人工智能应用于制药工业生产，关键基础材料和零部件等工业"四基"是基础。未来推进难点也在于如何更加有效地提高上海智能制造装备产业的国产化率。

2.生产制造智能化步伐有待加快

上海大部分制药企业的智能化步伐尚显缓慢，目前大型企业车间也仅实现了分工段的自动化生产，尚未实现全车间的完全自动化和信息化。具体表现在生产制造大数据的采集较为滞后、接口标准不统一、数据和追溯系统的安全性有待加强等。不过上海部分领先的制药企业已采取了 MES、ERP、QMS 等较为先进的生产、研发、管理系统；打通了 LIMS、ERP 等几个重要的信息系统，实现了全部端口对接。为其他正在或计划进行自动化、智能化改造的企业起到示范引领作用。

3. 企业投资压力较大

制药行业高合规高安全性造成的数据可靠性要求、软件成熟度要求极高，将产生巨大的验证费用；相应的传感器、控制器、数据采集、传输及处理系统等硬件上的投入和改造费用也较高，制约制药企业信息化和自动化的实施。同时，采购国际先进自动化设备也是很大的成本。

4. 企业意识有待提高

当前我国大部分制造商仅处于自动化或半自动化阶段，真正意义上的智能制造凤毛麟角。随着人工智能的迅速崛起，我国第一次能够与全球站在同一起跑线，相当一部分企业认为该领域的研究过于前沿而不敢尝试和发展，这将会制约上海生物医药制造业向全球领先的高端制造业升级的步伐。

5. 平台建设和人才是一大挑战

生物医药智能制造是一个高度跨界融合的全新领域，缺乏综合性整合研究平台是制约智能制药装备发展的重要因素，具体包括如何建立制药工艺、智能化装备、自适应和自学习软件（AI 软件）三者结合的研发和应用平台。同时也缺乏相应的复合型人才，精通设备和工艺的双重复合型人才较少，而精通设备、工艺和 AI 的三重复合型人才更是空白。

四、上海生物医药智能制造发展方向和途径

上海生物医药智能制造的发展方向主要包括智能制造标准体系的建立、基于平台研究和企业集成的推进路径，以及按药品性质分类需进行研究的智能化装置。

（一）智能制造标准体系的建立

"智能制造、标准先行"，要结合重点行业（领域）的技术特点和发展需求，有序推进细分行业智能制造标准体系建设。智能制药装备是生物医药智能制造的核心，智能制药装备标准主要包括传感器及仪器仪表、嵌入式系统、控制系统、人机交互系统、增材制造和工业机器人等六个部分。为解决智能制药装备技术标准缺失、滞后以及交叉重复等问题，指导当前和未来一段时间内生物医药智能制造标准化工作，建议先从细分优势领域突破，在应用示范企业内开展智能制药装备标准化建设，填补国内行业标准的空白，并逐步推广至整个制药行业，同时辐射到与国民经济高度相关的健康产业，两者对于上海打造国际高端"智造"中心的战略目标将起到有力的支撑作用。

（二）基于平台研究和企业集成的推进路径

智能制药装备的推进途径是基于平台研究和企业集成上形成的：从模式工艺分解和研究，传感器研究和集成，人工智能控制研究，装备系统任务汇集、分解和集成，到最后大系统整合形成智能制药工厂，同时在企业管理层面采用自动化管理控制系统（LIMS、MES、ERP等）。智能制药工厂是今后生物医药行业发展的必由之路，未来将主要通过智能制药生产系统和过程，以及网络化分布式制药装备来实现。具体而言，智能化工厂的阶层可以分为三个层次：第一层是以自动化及控制为主的设备层解决方案；第二层是以制药模式工艺研究为基础的自适应、自学习控制系统和人机界面，并对第一层进行智能控制；

第三层为生产管理解决方案。未来的智能制药工厂，需要满足生产运营的及时性、高效、高质量、安全、节能环保、合规（GxP）等要求，并通过互联网与供应商、客户等外部资源实现"云"制造。

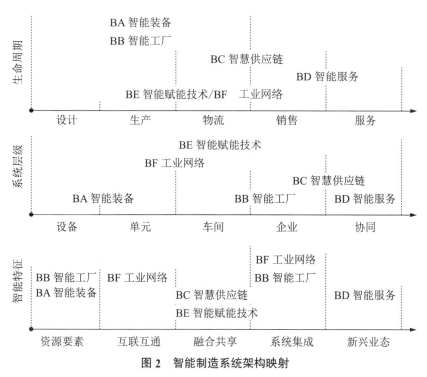

图 2　智能制造系统架构映射

图片来源：《国家智能制造标准体系建设指南（2021 版）》（工信部联科〔2021〕187 号）。

（三）按药品性质分类需进行研究的智能化装置

按药品性质分类，需进行智能化装置研究的领域分为原料药和制剂。原料药包括化学合成、天然产物提取、生物反应与转化。其中化学合成中的关键部件主要涉及各种过程装置、新型传感器和智能仪表、制造物联设备、高精密驱动传动部件、工业芯片和工业软件（ERP/MES 等）以及将上述环节有机结合的自动化系统集成及生产线集成等。天然产物提取主要涉及现代中药数字化提取精制装备，它基于中

183

药生产过程中产生的海量多微数据，采用互联网＋、云计算、数据挖掘等技术，以及自动化控制（DCS）、过程分析（PAT）等系统，集成生产制造执行系统（MES）与企业资源计划管理（ERP）等管理软件，建立中药制药过程知识管理系统（PKS），从而实现企业智能管理与决策，中药生产全流程管道化、连续化、自动化，中药复杂体系生产过程前馈、反馈、优化控制的智能化生产。生物反应与转化的核心装备是智能生物反应器。智能化生物反应器具有10个以上传感器和状态感知的感知系统；拥有生物反应器DCS控制系统，在传感器与实时采集培养环境状态数据采集基础上，形成多回路控制系统与可视化功能；MES子系统跟踪和记录生产过程中物料处理过程和设备操作过程，实现全流程监控与集成；采用高度互联网和智能化的OPC-UA系统方案器件等，为快速形成逻辑上统一的全局知识库与数据处理提供硬件基础；在AI系统上探索，通过知识图谱法与深度学习，从大量的维度中找出适合目标产品的模式工艺，形成基于模型库的自适应系统。制剂包括冻干粉针剂、注射液、固体制剂、特殊（其他）剂型等。以冻干粉针剂为例，国内部分领先企业已实现了高度自动化＋部分智能化：如建立了自动进出料周转系统（ALUS），实现进料、出箱全过程无人干预，极大提高产品的无菌保证能力；冻干机除了常规的冻干箱、冷凝室、制冷系统等，还配有在线CIP/SIP系统和电气控制系统，保障药液通过冻干机在低温低压的情况下水分升华，形成性质稳定利于人体吸收的粉状结晶体；全自动的包装线不仅能完成西林瓶的包装生产，而且还带有摄像检测剔废系统、在线称重系统，自动剔除不合格产品，大幅提高了包装的效率和质量；组建了一套对空调系统以及对环境中微生物和微粒24小时不间断智能化监控系统，能够持续和稳定地为药品生产提供最佳的生产条件；顶空残氧量分析系统（HGA）可逐瓶对瓶内的氧气含量智能分析判断，确保每一瓶产品的密封性。其余各种剂型按照各自的生产制备要求，结合一般固体、液体剂型的特性，对该剂型的生产设备和流程进行整合优化。

（四）智能制造需要阶段性突破的技术

我国制造业现阶段完全自主研发制造的核心能力较弱，缺乏引领和支撑我国智能制造未来发展的关键共性技术，其发展所面临的共性关键技术可以归纳为支撑技术、智能制造技术和机器人技术三大类。其中智能制造技术主要包括：识别技术、传感技术、模块化/嵌入式控制系统设计技术、故障诊断与健康维护技术、先进控制与优化技术系统、高可靠实时通信网络技术、功能安全技术、特种工艺与精密制造技术、总体技术等方面。

五、推进上海生物医药产业智能制造发展的措施建议

（一）建立专家咨询委员会，完善常态化评估机制

建立上海生物医药智能制造专家库，对生物医药产业智能制造的发展路径、关键技术和工艺等进行选择。对重大建设项目及人才、项目实施效果进行评估。

（二）建立多领域多学科交叉的平台研究体系

亟须整合上海优势技术科技力量，成立多领域技术交叉平台、模式工艺研究平台、智能制造人才平台、流程整合和设计平台、大数据研发应用平台等。

（三）开展行业示范应用，推动产业链协同发展

实施强链补链固链"一条龙"行动，组织实施一批生物医药智能制造重大科技攻关、成果转化和示范应用项目。2025年建立一条或者若干条基于智能制药装备的初步智能化示范生产线，2030年建设一个

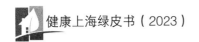
全面智能化的示范型生物医药制造梦工厂。

（四）培育复合型的智能制造人才队伍

建立独特的人才培养途径和评价体系，构建"复合型"人才队伍。企业、政府和高校共同参与培养生物医药智能制造的"复合型"人才，即能够精通设备和工艺的双重复合型人才，甚至是精通设备、工艺和AI的三重复合型人才。

生物医药产业创新生态系统解析及指标体系初探①

田　丰　李　妤　张宇鸣　傅大煦＊

生物医药是关系国计民生的重要产业，是当今世界创新最为活跃、发展最为迅猛的战略性新兴产业之一。国家发展改革委 2022 年印发实施的《"十四五"生物经济发展规划》，从提升原始创新能力、发展壮大产业创新力量、打造高水平生物医药创新集聚区和积极融入全球生物医药创新体系等多方面入手，加快生物医药创新升级，促进生物经济高质量发展。同时，近年来，席卷全球的新冠疫情对生物医药产业的发展而言是机遇与挑战并存，因此研判产业发展状态的方法必将随着外部环境的变化而调整。

一、生物医药产业创新生态系统简述及阐释

中国医药工业信息中心相关团队针对生物医药产业创新生态系统进行了建模（图1），并对各个要素的意义、内涵进行了简单描述（表1）。

① 部分内容原载《生物医药产业创新生态系统的初步再解析》，《上海医药》2022 年第 19 期。

＊ 田丰、李妤单位系上海市生物医药产业促进中心；张宇鸣单位系工业互联网创新中心（上海）有限公司；傅大煦单位系上海市生物医药技术研究院。

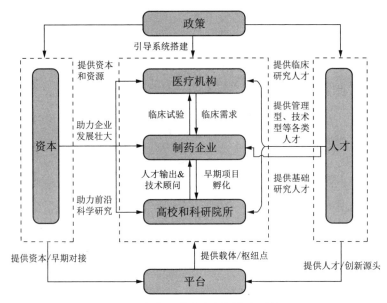

图 1　生物医药产业创新生态系统

表 1　生物医药产业创新生态系统各个要素的意义与内涵

要　素	意　义	内　涵
政策	顶层设计、引导体系搭建	制度、规划
制药企业	市场主体	制药企业、生物技术企业
医疗机构	产品的应用场景和创新闭环	临床研究和应用
高校和科研院所	源头创新的载体	高校、科研院所
平台	资源要素的承接载体	从产品研发到生产所需的一系列支持平台
资本	生态系统的血液	政府投入、私募、公募
人才	生物医药发展的核心竞争力	生物医药相关高精尖人才、技术人才、管理人才等

注：源自中国医药工业信息中心。

　　整个生物医药产业创新生态系统分为五个模组，顶层为"政策"，底层为"平台"，中间层包括"资本"、"人才"和"微生态系统"，后者由"医疗机构"、"制药企业"和"高校和科研院所"组成。

　　"政策"属于产业创新生态系统的顶层，即"大脑与中枢神经系统"。根据最新的产业发展趋势，且在实际运行当中，"政策"是通过不同部委条线、不同维度、不同产业链及其环节去"单点＋多点"系统性作用于其他各个要素或模组，并接受其他各个要素或模组的反馈，不断调整、优化、完善、与时更新自身，此外，"政策"本身就是最大的"资本"来源之一，且"国进、民进"将是未来的大趋势。

　　"资本"属于产业创新生态系统中间层的"左青龙"。随着资本的主体和客体日益增加、资本活动趋向于在产业生态关键节点进行布局与运营、资本利益最大化的各类工具日趋丰富，加之资本自身属性的多样化，其内涵、意义，以及对其他要素的作用形式和内容，也渐渐形成以"资本"为纽带或出发原点的"新型微生态系统"，并且启蒙了中间层"资本""人才""医疗机构""制药企业""高校和科研院所"和底层"平台"等各个要素，居于自身优势去经营以自己为出发原点的"集成新型微生态系统"。

　　"人才"属于产业创新生态系统中间层的"右白虎"。"人才"是所有要素依托的基础，并且作为最大、最不可测的"非标准品"，"人才"的特性、"人才"的知识结构复杂性的养成和范式，也需要纳入考虑。

　　"微生态系统"属于产业创新生态系统中间层的"脊柱"，其自身形成一个小型循环生态系统。"医疗机构"具备"研发、临床研究、应用"三重属性，是创新闭环和小型循环生态系统的核心。该微型系统通过组合形成"产学研医"、"产学研"和"产医融合"等"细分微生态系统"，特别需要值得注意的是"产"的独特作用，其底层逻辑在于"制药企业"日益丰富的"资本、载体、产业实践、商业化"等属性，并逐渐迁移或被借鉴到"微生态系统"的其他要素中去。

　　"平台"属于产业创新生态系统的底层"基座"。"平台"不仅仅

189

是物理载体、信息载体、资源载体、人力载体、组织管理载体，更是"机制载体"和"服务载体"，没有成熟的利益协调机制及相关配套服务机制、关键核心服务、周边外延服务，"平台"基本上会慢慢空壳化，缺少持久生命力。

二、生物医药产业创新生态系统的拓展与思考

根据上述思辨，该模型可以称之为整体生态系统的一级结构（图1）。那么该生态系统一级结构还有哪些要素没有列入，这些要素之间的互动还有哪些内容没有填充、这些要素的内涵和意义到底还可以挖掘出来什么？这些问题的答案即可形成产业创新生态系统的衍生一级结构（图2）和各个要素广义角度的内涵与意义（表2）。

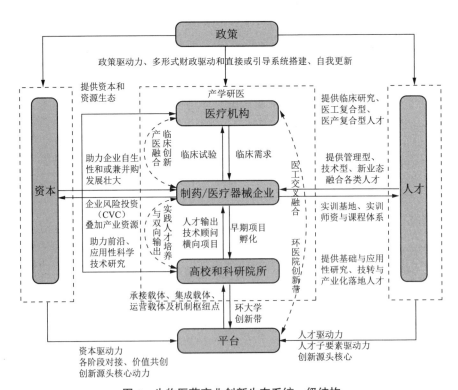

图 2　生物医药产业创新生态系统一级结构

表 2　生物医药产业创新生态系统一级结构各个要素的意义与内涵

要　素	意　义	内　涵
政策	顶层设计、直接或引导体系搭建、利益规范、平衡态或更新态的监督与服务	制度、规划、监督、服务、多形式财政支持
制药企业	充分发挥市场主体优势，向多属性多角色延伸	7大类子领域、5级产业规模金字塔
医疗机构	产品起始发端（部分）、验证、迭代、应用、评价、监测场景，创新生态闭环节点	病患与医生双核心驱动的创新源动力、多功能载体、环医院创新带
高校和科研院所	创新源动力载体之一、与"医或用"向其他要素侵袭与融合而形成共生系统	基础研究、应用性研究、产业化研究（部分）平台，环大学创新带
平台	资源要素的承接载体、集成在台、运营载体和成熟机制复合体	在产业链某一环做到特色，或集成诸多服务的载体，并与其他服务载体保持着高效的互动
资本	生态系统的血液，生态系统的底层运行逻辑之二	狭义为政府投入、私募、公募、个人，广义为从金融角度、从产业链整合角度向价值共创发展，并朝向平台化发展
人才	生物医药发展的核心竞争力、源动力，生态系统的底层运行逻辑之一	狭义即生物医药相关高精尖人才、技术人才、管理人才、广义即围绕人所集聚的子要素综合体

政策即"政、金"，其内涵在于制度、规划、监督与服务，并有取之于产、用之于产的"金"，以多种形式配合政策内容去实施、引导、调整；其意义在于顶层设计、直接进行或引导体系搭建、利益引导与规范、体系平衡态或更新态的持续监督与服务者。

制药企业与医疗器械企业即"产、金"，其范畴覆盖产业链上游制造业的各个细分领域，包括化学制药、中药制药、生物制药、医疗器械、新业态交叉企业等，从项目团队逐级向大药企乃至更高层级延伸，同时涵盖了一部分上游供应链企业，其意义在于居于市场主体的有利地位，并逐步向资本、人才、平台等多属性多角色延展，并必将成为未来的趋势。

医疗机构即"医、研、用"，其内涵不仅仅在于临床研究和应用，更是以广义患者、以广义医生为双核心的临床需求与临床验证的起点，以及产品不断迭代的检验与评价终端，并随着创新路径与技术转移成果转化的机制灵活化，将成为新的创新源动力和多功能载体，将产生"环医院科技园、产业园、产业带"的新型生态组织；其意义在于产品的起始发端（部分）、验证、迭代、应用、评价、监测所形成的创新闭环之一，并且是其他创新闭环的关键组成部分。

高校和科研院所即"学、研"，其内涵是从基础研究向应用性研究、产业化研究（部分）延伸的平台，加之产业链上"环大学科技园、产业园、产业带"生态型组织的成熟与日益深耕，其意义已经远超创新源动力载体之一，更加具象的是正和医疗机构新型生态组织一起向其他要素进行侵袭与融合，形成共生系统。

人才即"源"，从广义角度来看人才是一切创新的"源头"，兼具了技术、知识产权、项目、管理、营销、金融、人才组织创新、人才培养范式、复合型知识体系建立、商业模式、猎头组织等等诸多子要素的综合体。其意义是生物医药发展的核心竞争力、源动力，更是生态系统的底层运行逻辑之一、创新源头和核心。

资本即"金、服"，其狭义内涵包括政府投入（财政经费、国资基金、新型研发机构财政经费）、私募、公募、企业风险投资（CVC）、个人、其他要素内部基金或准基金、投资银行、财务顾问机构等，其广义内涵则包括了从金融角度、从产业链整合角度向价值共创发展的职能延伸。其意义不仅仅是生态系统的血液，还包括了对人、技术与产品的价值体系的重塑，即生态系统的底层运行逻辑之二，创新源头核心动力。因此，头部基金公司或CVC越发倾向于"平台化"发展。

平台即"服"，其内涵从狭义上来看，泛指从产品研发到生产所需的一系列支持平台，而从产业链角度来看，平台是包含了大企业内部创新平台、物理载体（众创空间、孵化器、加速器、产业园、产业集群、产业带）、各类合同研发生产组织（CXO）、上下游供应链企业（包括医药商业）、新型研发机构、技术转移转化与成果产业化机构、第三方服务机构（律所、会计所、知识产权机构及其他）等节点，并且生态系统的各个要素都在基于自身的优势向平台化发展。平台的意义不仅仅是资源要素的承接载体、集成载体，更是各个要素所形成的子平台之间进行分工与协作的运营载体和成熟机制复合体。

以上是对生物医药产业创新生态系统一级结构的进一步拓展与思考，简而言之其运行规律：一是，"政策"对于各个要素的自运行、自组装运行、衍生运行进行宏观调控与引导，直接或间接参与整个或局部系统的体系搭建，甚至对自身进行不断地调整。二是，其他各个要素居于自己细分领域或产业链关键环节的特色，以及日益增长的实力，选择向其他要素进行侵袭、整合或组合，并且在成长过程中与其他要素不断进行链式双向、立体式多向交互，进行最优化的资源配置与利益最大化。三是，随着产业发展迈向新的阶段，这些模组及新生成的"集成新型微生态系统"将进一步集成交叉，并诞生更多高效率的模块化组织，通过更多的商业策略和逐步成熟的新机制进行纵横捭阖。

特别需要指出的是，该模型仅是第一层宏观产业逻辑的简要理论模型，参考其他各类生物医药领域相关模型研究，可以衍生出更为复杂、更系统化的产业逻辑实践模型，因此，产业创新生态体系二级结构和三级结构仍有待进一步研究，由此充分挖掘与壮大生物医药产业的"天时、地利、人和"产业土壤，推动生物医药产业传统业态与新业态的固本培元、协同发展。

三、基于创新生态系统的指标体系初探

（一）建立多维多因素生物医药评价指标体系可积极呼应生物医药创新与产业发展契机

生物医药产业关系着国计民生，作为我国战略性新兴产业之一，已逐渐发展成为当代最具潜力和活力的科技领域之一。

1. 国家生物医药政策组合拳改善与提升产业发展环境

国家自 2015 年 7 月 22 日以来，围绕医药制造业领域的研发端、生产端、应用端，医疗服务业领域的公立医院改革、分级诊疗、促进社会办医、医疗保障领域体制、联动药品、联动医疗，医药流通领域的批发、销售等方面陆续出台各项政策措施，为生物医药产业进行"系统性修补与能级提升手术"，并将陆续在生物医药制造业各个细分领域出台相应的政策法规，来进一步完善与改进产业环境。这些政策的核心理念就是推动我国生物医药产业升级、达到并赶超世界先进水平。

2. 上海市生物医药产业宏观发展态势良好，积极配套升级政策，开展政策储备工作

上海市生物医药产业经过发展行动计划、高质量发展行动计划，于 2021 年已经跃升为 7617 亿元（商业、制造、研发服务）左右的规模，工业总产值突破 1712 亿元，在新药研发、高端医疗器械、新型医疗技术、产业平台、生物医药基地建设、医药商业、MAH 先行先试等方面取得诸多成绩。近年来，上海市陆续出台《关于促进本市生物医药产业高质量发展的若干意见》（沪府办规〔2021〕5 号）

等各项政策，加之科创板的规则设置，利于生物医药创新型企业发展。

3. 国际形势提示发展生物医药产业的战略机遇期

2018年美国对我国约122项生物医药类产品，主要包括原料药、生物制品及医疗器械（32项为药用化学物质、38项为药品或生物制品、52项医疗仪器）加征关税；后来于6月15日取消部分制药和医疗产品加税，但是新增284种征税产品，主要是高端医疗器械。需要特别注意的是，美国没有对我国仿制药与新药领域、产业链等诸多细分领域发动攻击，是因为这些领域还没有对美国相关产业形成挑战和威胁，所以从反面得到一个明确的结论：我们的生物医药亟须改造、升级和发展，这是一个战略机遇期。

无论从国家、上海市还是国际环境来看，发展生命健康生物医药产业是毋庸置疑的，由此产生一个核心问题：我们现行的产业政策、产业环境、产业供应链、产业载体，以及对上述要素的产业评价体系及其指标是否能够满足政府对日益发展的生物医药产业的评估与评价、准确与精确扶持、负面限制与改善等方面的需要？

很显然，如何从产业竞争实力、产业创新能力两个大维度出发，建立能够体现产业内涵与产业要素互动的生物医药创新与产业指标体系就尤为必要，可以帮助政府、企业、院所、医疗等终端机构共同参与到高效率、高质量、全面性、系统性的生物医药产业发展体系中，提升我国的生物医药产业能级与应对风险的能力。

（二）系统性微观思维应对生物医药创新与产业发展面临的系统性挑战

195

从中美贸易战中联想、中兴、华为不同的应对方式和结果来看，同理可得，我国生物医药产业竞争与创新能力建设面临的是系统性挑战，而绝非局部关键技术、局部关键细分产业的挑战，我国生物医药产业体系仍然存在着诸多薄弱点，特别是在最能体现产业指标体系顶层设计科学性的产业政策方面，存在着"系统偏差"。

1. 国家与地方宏观政策、财政政策的系统性优势与薄弱点

以《4+7城市药品集中采购文件》出台为例，极大地体现了政策系统性的优势，即相关改革举措是在医药制造业领域的研发端、生产端、应用端，医疗服务业领域的公立医院改革、分级诊疗、促进社会办医、医疗保障领域体制、联动药品、联动医疗，医药流通领域的批发、销售等几十项一系列政策的基础上推出的，有了医药制造业、医疗服务业、医保、医药流通等领域的改进基础，才能以最大效力和最低不可预测产业危害性限度去保障"4+7"政策的有效性。

那么相关宏观政策、财政政策的系统性薄弱点又体现在哪些方面呢？一是细分领域点状政策与产业系统的对冲，例如国家卫健委从医保费用优化结构角度发布《关于做好辅助用药临床应用管理有关工作的通知》，却可能对中药产业造成伤害；二是注重产业（产品）政策，相对忽视产业链政策；三是财政支持与市场化决策之间的断层；四是强调监管型政策、市场化政策的两极游走，容易忽略人性化引导政策，以及监管与市场平衡态政策，且在一些产业领域有一味用市场化手段替代监管型与人性化引导型政策的趋势，容易引发资源浪费、腐败等问题；五是重视研发前端政策，相对轻视产业化后端政策；六是"撒手型"低门槛充分自由竞争政策比例较高，忽视"分层市场准入 + 促成相对高市场集中度对外"政策对产业发展的必要性；七是政策落地服务体系执行存在偏差，对项目遴选、评估、考核的支持性政策未分层处置，造成"线性税收标杆亩产论"，相对忽视"产业土壤"与"产业规模"、"产业高精尖"的均衡和一体化发展客观规律；八是区域内互动"互挖墙角化",而非双向滋补、各取优势、利益综合平衡、国税地税增量无过多损耗。

表3　政策体系的八组矛盾

细分领域或单部委点状政策	VS	系统性政策
产业（产品）政策	VS	产业链政策
财政支持	VS	财政支持＋市场化决策支持＋市场化运作支持
监管型政策、市场化政策两极游走	VS	人性化引导政策＋监管与市场平衡态政策
研发前端重视	VS	研发前端重视＋打通最后一公里＋产业链上下游联动
"撒手型"低门槛充分自由竞争	VS	市场分层准入＋促成相对高市场集中度对外
线性税收标杆亩产论	VS	产业土壤＋产业规模＋产业高精尖均衡、一体化发展
区域内挖墙脚	VS	区域内双向流动、并集与交集协同发展

2. 技术与产品层面的系统性挑战

一是对高精尖创新与"微创新＋高精尖创新组合创新"扶持的不平衡性；二是对"买办型组装式自主创新"和"完全自主创新"的甄别、分层区别扶持的不平衡性；三是对"捡现成"和"新产品示范应用基地＋迭代"的产业支持立足点的偏差性；四是对终端产品和"产业链上游中游终端布局（域内＋域外布局）"重视程度的不平衡性，忽略"工业毛细血管网"的域内外布局缺失、唯环保论一刀切等损害；五是重视产品本体，未充分重视和引导数字产业对产品内在的升级和深挖，最终形成多重商业模式和商业壁垒；六是对产品智造和数据智造的理解与重视程度不够，存在偏差错位，对于工业4.0的前置基础、分层分级实施认识不足。

表 4　技术与产品的六组矛盾

高创新	VS	微创新＋高创新、多点微创新、共性技术、关键技术、技术平台
买办型组装式"自主创新"	VS	部分自主知识产权＋完全自主知识产权
捡现成	VS	新产品示范应用基地＋迭代
终端产品	VS	产业链上游中游终端联动布局
产品本体	VS	产品信息化→信息软件化→软件硬件化→软硬件整体解决方案化＋平台化
产品智造	VS	数据智造产品与服务、整体解决方案

3．产业载体层面的系统性挑战

一是"官办招商体系"与"市场化＋数字化招商体系"的融合度存在问题；二是对"官办科技服务业"与"民办科技服务业"向"官办数据层＋市场化应用层科技服务业"进阶的重视程度、建设性机制设计与实施存在空白点；三是"官办产业园区等载体"与"引导型市场化产业园区等载体"的运营效率能级差；四是"国资投资主体"与"国资主导关键核心产业＋多元市场化投资机制"接轨的不到位；五是"寡元素线性孵化模式"走向"产业创新生态体系孵化（循环孵化＋CVC 孵化＋链条孵化）"的困难和堵点；六是第三方机构"低门槛引进"与"高门槛引进"的定位偏差；七是"区域引进"和"区域＋飞地引进"模式的能效差；八是对"面上基础服务"与"产业链供应链综合服务"能级的引导不到位。

表 5　产业载体的八组矛盾

官办招商	VS	官办＋市场化＋数字化招商
官办科技服务业	VS	官办数据层＋应用层市场化
官办产业园区、孵化器	VS	引导型市场化产业园区、孵化器
国资投资载体	VS	市场化投资载体＋核心产业国资投资载体＋核心产业国资参股与并购＋新型研发机构投资机制

（续表）

寡元素线性孵化模式	VS	产业创新生态体系孵化（循环孵化+CVC 孵化+链条孵化）
第三方机构低门槛引进	VS	第三方机构高门槛引进
区域引进	VS	"区域+飞地"引进
面上基础服务	VS	产业链+供应链+产业创新生态体系综合服务

4. 人才层面的系统性挑战

一是"人才头衔定位"与"人才+团队+项目定位"的错位；二是"主角光环考核机制"与"弱主角光环+强团队考核机制"的错位；三是"高精尖人才"与"因地制宜分类分级高精尖人才+生产/研发/管理/营销一线岗位骨干人才+多产业链复合型人才"扶持政策的错位；四是人才组织机制在"多产业链复合型人才+多产业链人才的复合组织机制"方面的缺失；五是人才"生长与聚集"方式在"外部引进+内生培养+组团+'谋事80%+谋身20%'"方面的不足。

表 6　人才层面的五组矛盾

人才头衔定位	VS	人才+团队+项目定位
主角光环考核机制	VS	弱主角光环+强团队考核机制
高精尖人才	VS	因地制宜分类分级高精尖人才+生产/研发/管理/营销一线岗位骨干人才+多产业链复合型人才
人才组织机制	VS	多产业链复合型人才+多产业链人才的复合组织机制
人才"生长与聚集"方式	VS	外部引进+内生培养+组团+"谋事80%+谋身20%"

根据上述政策系统性薄弱点的分析，我们可以看到，产业竞争力、产业创新能力的评估要素不局限于以往常用的经济数据、知识产权等表观指标。如果单纯应用表观指标进行评估，一定会发生"点状改善、系统反弹"的现象，甚至出现"政策实效难以为继的假象"，因为可能

不是这项政策本身的问题，而是配套政策未能跟进或者其他产业政策负面对冲影响的原因。所以，产业的健康发展更应该从微观入手进行系统性评估，需要用系统性微观思维来建立生物医药产业的竞争力与创新能力指标体系。

（三）宏观与微观双层级方式探究生物医药创新、生物医药产业要素间的互动

在数据分析方法论中，经常会出现宏观数据指标与微观数据指标所展示趋势相冲突的"辛普森悖论"，表观指标只能反馈宏观情况和部分微观细节，因此，如果要准备评估一个体系的真实运行规律与状态，必须将微观指标纳入评估系统，并且，要建立相关指标之间相互影响的衍生指标，才能构成相对闭环的系统性评估体系。

综上所述，无论是生物医药产业发展的契机还是已经在面临的系统性问题的挑战，建立生物医药产业创新指标体系帮助我们站在战略高度、战术细节看清楚生物医药产业发展一般规律和个性规律迫在眉睫。而在建立生物医药产业创新指标体系过程中，需要综合考量产业实力、发展潜力、政策环境、创新投入、创新网络、创新成效等要素，从宏观指标、微观指标两个属性维度入手，分别对生物医药产业竞争力、创新能力两个质量维度的影响要素指标、影响要素间相互影响衍生指标进行逐层剖析，并设定一票否决指标、核心指标、次核心指标、外围指标等各类等级标签。

建立上述一个综合指标体系，形成清晰的生物医药产业发展逻辑，以达到为企业决策者指出生物医药产业发展的一般规律和个性化规律，引导其制定企业高质高效发展的战术方略的目的，同时也达到为政府建立精准的引导政策，改善产业环境，推动产业创新与产业规模双强融合的有机发展提供助力的目标。

参考文献

［1］王学恭：《加快生物医药创新升级促进生物经济高质量发展》，《中国生物工程杂志》2022年第5期。

［2］刘昌孝：《双循环战略促进后新冠疫情时期的生物医药创新发展》，《中国药业》2021年第1期。

［3］华雪蔚：《中国创新药现状及展望》，2022年8月2日，https://max.book118.com/html/2022/0610/8015061026004107.shtm。

［4］苏红、周家祺、华雪蔚等：《宜昌市生物医药产业现状和发展策略研究》，《中国医药工业杂志》2021年第12期。

［5］单蒙蒙、尤建新、邵鲁宁等：《产业创新生态系统的协同演化与优化模式：基于张江生物医药产业的案例研究》，《上海管理科学》2017年第3期。

［6］孙亚杰、王景：《生物医药产业创新生态系统构建与发展对策研究——基于系统动力学》，《科技和产业》2020年第6期。

［7］李洁、葛燕飞、高丽娜：《我国生物医药产业创新集群演化动力机制研究——基于复杂适应系统理论》，《科技管理研究》2022年第3期。

［8］陈搏：《全球科技创新中心评价指标体系初探》，《科研管理》2016年第S1期。

［9］黄建榕、柳一超：《美国科技创新能力评价的做法与借鉴》，《当代经济管理》2017年第10期。

［10］王林、钟书华：《中国与欧盟创新能力评价体系比较——基于〈2017欧盟创新记分牌〉报告分析》，《科学学研究》2018年第9期。

［11］马晓彬、洪亮：《我国生物医药产业竞争力形成机理与指标体系构建》，《现代商贸工业》2015年第27期。

［12］柳婷、罗睿：《提升我国生物医药产业国际竞争力策略研究》，《消费导刊》2017年第3期。

［13］温晓慧、黄海洋、王晓珍等：《生物医药产业创新指标体系》，《科技管理研究》2016年第13期。

［14］冯昊、雷霆、潘悦等：《北京生物医药产业创新体系及其创新能力评价研究》，《中国医药工业杂志》2017年第7期。

［15］李洁、David Qian：《NHS制度背景下英国医药产业政策体系探析与启示》，《中国卫生事业管理》2016年第11期。

［16］颜建周、董心月、陈永法等：《美国医药产业创新政策环境研究及对我国的启示——基于安进生物医药公司的实证研究》，《中国医药工业杂志》2018年第10期。

［17］刘光东、丁洁、武博：《基于全球价值链的我国高新技术产业集群升级研究——以生物医药产业集群为例》，《软科学》2011年第3期。

［18］李洁、蒋凯杰、王永辉：《基于产业价值链视角生物医药产业集群升级模式探析》，《中国卫生事业管理》2017年第12期。

［19］潘红玉、吕文栋、贺正楚等：《专利视角的我国生物医药产业的技术创新》，《科学决策》2017年第4期。

［20］庞弘燊、宋亦兵、覃筱楚等：《广东省生物医药知识产权密集型产业对比分》，《科技管理研究》2018年第1期。

［21］张鲲：《基于PCA分析法的深圳市科技人才竞争力评价研究》，《经济研究导刊》2019年第8期。

上海合成生物学发展的现状、问题与对策

孟海华　李积宗 *

　　合成生物学就是通过工程化的手段改造生命、设计生命、合成生命，基本理念是任何生物体可以看作是单个功能元素的组合，这些元素可以被设计成为有限数目的零件，以新的结构来修饰现有的生物体，或以此来创造新生物。作为不断发展的交叉学科，合成生物学难以形成毫无争议的统一定义，从应用的角度或基础研究的角度都可以形成不同的定义，并且随着学科发展，其内涵与外延也会不断拓展。

　　1911 年，法国化学家斯特凡·勒杜克（Stephane Leduc）受合成有机化学启发，首创"合成生物学"词汇。1974 年，波兰遗传学家斯吉巴尔斯基（Waclaw Szybalski）基于基因克隆技术，提出"合成生物学"愿景。2000 年，美国化学家埃里克·库尔（Eric Kool）在基因组学和系统生物学基础上，引入工程学概念，重新定义"合成生物学"。2004 年，关于合成生物学的第一次正式会议（Synthetic Biology 1.0）在美国麻省理工召开，在科学界形成初步学科共识。

203

---

* 作者单位均系上海市生物医药科技发展中心。

近些年来，对遗传元件或者生物系统的理解程度和设计能力的加深，带动了合成生物学核心底层技术的突破和产业前沿技术的应用，再加上设计、构建、编辑和共享 DNA 遗传元件上比以往更加高效，因此带来了合成生物学领域的一系列重大突破（如下图）。

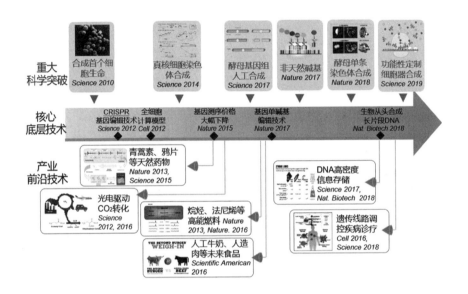

一、上海在合成生物学领域具备的先发优势

上海作为中国合成生物学的发源地，形成了实力雄厚的研究群体和产业龙头。从学术单位与机构储备上，上海拥有中国科学院上海生科院、上海交通大学、复旦大学、华东师范大学和华东理工大学等。

上海合成生物学有多个"第一"。2008 年，我国首个合成生物学重点实验室——中国科学院合成生物学重点实验室落地上海；2015 年，上海合成生物学创新战略联盟成立。中国科学院分子植物科学卓越创新中心在国际上首次人工创建了单条染色体的真核细胞，是合成生物学具有里程碑意义的重大突破，是自然界不存在的简约化生命，该成果被选为 2018 年度中国科学十大进展之一。

从生物制造优势企业看，上海凯赛生物是一家利用生物技术从事聚酰胺产业链业务的上市企业，其长链二元酸系列产品处于行业领先地位；在细胞治疗领域，上海复星凯特和药明巨诺是国内仅有的两家获批 CAR-T 细胞疗法的企业，在国内处于领先地位。斯微生物拥有自主知识产权的 LPP 纳米递送技术平台和 mRNA 药物研发及产业化能力。上海不断孵化了弈柯莱生物、锐康生物、康码生物、迪赢生物、位育合物、交弘生物等一批合成生物学初创企业，正在推动技术成果面向产业化。此外，上海也引进了一批细分赛道核心企业，如蓝晶微生物、吉博泰来、首钢朗泽等。

成果方面，无论是 SCI 论文量，还是论文影响力，上海拥有国内一流的合成生物学核心科学家团队，但与国际相比还存在较大差距。以论文量最多的上海交通大学为例，与全球论文量最多的麻省理工学院相比，论文量 181 篇不足后者（469 篇）的 40%，篇均被引频次 13.7 仅为后者（59.57）的 23%。而与全球综合高引论文与篇均被引评分最高的哈佛大学相比，高引论文量不足后者的一半，篇均被频次更是仅有后者的 16.7%。

表　2011—2020 年 SCI 合成生物学上海及与国际顶级比较

排序	机　　构	SCI 论文量	篇均被引频次
	麻省理工大学	469	59.57
	哈佛大学	363	81.79
1	中国科学院上海分院	192	32.57
2	上海交通大学	181	13.7
3	华东理工大学	117	16.03
4	复旦大学	64	19.75
5	华东师范大学	37	21.92
6	同济大学	36	39.61

（续表）

排序	机　　构	SCI论文量	篇均被引频次
7	上海科技大学	36	15
8	上海大学	17	26.35
9	上海市农业科学院	12	14
10	国家人类基因组南方研究中心	10	31.3
11	上海医药工业研究院	7	47.57
12	上海师范大学	7	36.29
13	上海海洋大学	5	5

核心科学家方面，上海合成生物学相关研究影响力较高的科学家主要分布在中科院分子植物学卓越创新中心、华东师范大学、上海交通大学、复旦大学、上海师范大学。高被引论文最多的是中科院分子植物学卓越创新中心的朱健康，他同时也是国内该领域高引论文最多者。但与加州理工大学、哈佛大学的顶级科学家相比，高影响力论文的贡献力还有不足。

二、上海在合成生物学领域的重点赛道选择

合成生物学有望在医疗、农业和化工等多领域发挥重要作用。在医疗治疗领域，通过细胞疗法延长癌症患者生存时间、通过干细胞培育可移植器官以拯救器官衰竭患者，对于遗传疾病进行基因编辑治疗；在农业和食品领域，有望通过合成生物手段缩短生长周期创造更多价值；在化工方面，通过基因编辑技术优化生产过程；在能源方面，创造环境友好、低成本且可再生能源。以下为合成生物学快速发展的重点赛道：

1. 生物酶法基因合成仪

生物酶法基因合成仪有望大幅缩短研发时间。传统化学合成法受

化学反应效率限制，极大地限制了下游应用。传统化学合成法合成过程中涉及强酸、强氧化剂，产生较多对环境有害的化学废液，导致后续处理费用高昂。2008 年开始，科学家们开始研究如何利用生物酶进行 DNA 合成。生物酶法 DNA 合成技术通常在水相环境下进行，可有效避免化学合成法的长度限制和环保等问题，有望以更低的成本合成更长的 DNA 分子。

DNA Script 公司基于生物酶技术，于 2020 年推出了世界上首台桌面型 DNA 酶促打印机，可以非常方便地在实验室工作台上进行 DNA 合成，无需等待数天或数周才能从第三方服务商手中获得合成好的 DNA 分子，可以快速推动合成生物学研发工作的进展。但该产品目前暂未商业化。

2. 自动化工程平台

自动化工程平台有效提高研发效率。合成生物学细胞构建过程中，由于生命体自身的高度复杂性，所以对合成生命体仍缺乏理性设计的能力，目前面对一个设计好的合成生命体，暂无科学、定量的手段去预测它的生产代谢情况，主要依靠科学家的经验进行预判，还需要进行长期、反复的人工实验试错，这个过程中需要海量的工程化试错性实验。

快速、低成本、多循环地完成合成生物学的研发是提高合成生物学研发效率的重要手段，因而学术界和产业界都在搭建自动化工程化的平台系统。这些自动化工程化平台又称为"生物铸造厂（BioFoundry）"，由硬件系统和软件系统组成。硬件主要包括标准化的实验容器如微孔板以及配套的仪器设备，如离心机、分液器、自动化摇床、自动化 PCR 仪、高通量毛细管电泳仪、自动化菌落涂布挑选仪等。软件方面，需要有集成软件系统自动化控制实验操作的仪器设备和转运装置，目前提供软件服务的厂商主要有 ThermoFisher、

207

Beckman 等。

许多企业也搭建了自动化合成生物研究平台，如美国 Amyris、Ginkgo Bioworks、Zymergen 等，这些生物铸造厂的规模不一，功能大多是帮助研究人员将特定的基因线路设计自动化装载到活细胞中，并辅以高通量测试。工作流程往往都依照"设计—构建—测试—学习"的循环来组织，以实现工程化的海量试错。

3. AI 辅助

人工智能赋能人工生命体设计和预测，缩短研发周期。具有海量数据的持续学习能力和在未知空间的智能探索能力的人工智能技术契合当前合成生物学研发过程中不断试错的过程，未来有望赋能人工生命体的设计和预测，缩短合成生物学研发周期。

最近取得较多关注的人工智能蛋白质结构预测工具 Alphafold2 可以较为准确地预测所有已知序列的蛋白质结构，这为合成生物学基本元件的研究方面带来了较为宽广的想象空间。基于 Alphafold2，科学家有望设计出自然界不存在的具有更高催化效率的或是具有未知催化功能的酶，从而开发出更加高效的代谢线路或是合成自然界中目前无法生物合成的物质。除了 Alphafold2 之外，人工智能技术在合成生物学领域的应用还取得了一些其他代表性的进展，但是主要是面向元件功能预测、蛋白结构预测、元件序列设计等合成生物研究中的某个特定环节，尚不成体系且适用面较窄，在实际应用过程中暂时不能明显降低研发环节中试错的时间成本。

未来5—15年，随着人工智能技术的优化，以及人工智能在合成生物学领域更加深入的研究，合成生物学的智能设计与功能预测方面将进一步发展，有望建立成熟的设计和预测模型，大大提高合成生物学研发的速度。

三、上海合成生物学发展存在的问题

1．重点技术路线尚待明确

经权威专业机构预测，合成生物学 10 项技术未来值得关注和期待，包括：自动化和工业化组、DNA 设计的深度学习、全细胞模拟设计、生物传感：随时随地检测、实时精确控制进化、细胞群和多细胞系统、定制和动态合成基因组、人造细胞、具有 DNA 编码特性的材料、为可持续发展目标设计有机体等。上海应在这些技术领域进行先发布局、重点研究，抢占世界合成生物学科技创新赛道。

2．重大科技基础设施尚待建设

合成生物学的高度复杂性决定了其需要大量的工程化试错性实验，即需要快速、低成本、多循环地完成"设计—合成—测试—学习"闭环（DBTL）。但目前上海缺少系统集成的合成生物学 DBTL 研究设施，许多研发需求远未满足，亟需政府主导，解决建设用地，筹建全球顶尖的合成生物学研究重大科技基础设施，即自动整合软件控制、硬件设备和合成生物学应用的大型规模化制造系统，包括设计学习平台、合成测试平台、用户检测平台建设，相关设备集成、软件和数据库开发，精密工程、自动化、机器学习、大数据等多领域交叉的大型国际水平研发团队组建。

3．上海合成生物学重大专项尚待强化

上海当前还没有设立合成生物学重大专项，需要在调研研究的基础上设立重大专项，针对合成生物学转化、应用技术领域关键技术，集中优势力量，重点研究，解决产业技术难点和痛点，拓展、延伸合成生物学产业链，提升研发制造能级，助推上海在合成生物学产业革命中获得先发优势。

四、上海发展合成生物学几点建议

（一）打造世界级合成生物学创新产业集群

上海在合成生物学领域的目标定位应该是世界级的，国际上对标美国加州、波士顿地区以及英国伦敦等区域，构建基础研发强大、创新转化活跃、产业主体蓬勃的产业集群。一是在基础研发端，构建若干重大科技基础设施集群，吸引集聚一批顶尖科学家团队，推进在基因组合成、基因编辑与检测、生物元器件设计与组装、底盘细胞构建等底层技术路线的基础研究方面取得重大突破，推出一批具有自主知识产权的科技成果实现合成生物学的理性设计。二是在推进成果转化方面，上海应构建产学研医深度融合的创新与转化体系，建成若干聚焦应用转化的制造业创新中心与产业技术研究中心，成功推进一批产业转化关键核心技术研发攻关，在实现中试放大与规模化生产方面有深厚的技术沉淀，配套建立多个专业的合成生物学孵化器、加速器，培育多家在不同领域掌握关键核心技术的创新型企业。三是在生产制造环节，规划"一核一圈多园"的合成生物产业空间布局，聚焦不同产业领域的应用，打造专业特色的先行示范园区，不同区域间错位对接、优势互补，产业空间的集群效应明显；各大园区高标准供应标准化厂房及信息化、环保处置等配套设施，高效提供区域环评等共性需求的综合服务；涌现一批对传统产业实现颠覆性技术替代的高端制造与技术平台类企业，使合成生物学产业蓬勃发展。

（二）聚焦重点创新领域，加快合成生物学发展

生物医药领域。重点推进合成生物学技术在新型疫苗、细胞与基因治疗、天然产物及其衍生物、化学中间体、酶、医用材料、新型农药等细分领域的生产应用。

食品保健领域：重点推进利用合成生物技术实现肉类和乳制品、

饮品、调味剂、添加剂、新型饲料、功能性化妆品原料等。

材料能源和环保领域：利用合成生物技术开发新型生物材料、生物燃料与新型能源产品或（及）可替代产品。

（三）加强上海合成生物学重点实验室建设

鼓励支持在沪高等院校、研究机构建设合成生物学国家级重点实验室，依托中科院系统研究机构、上海交通大学、复旦大学、同济大学、华东师范大学、华东理工大学、上海中医药大学等院所，充分利用现有实验室基础，通过整合、补充、优化等措施，建设一批技术、设备、人才处于世界一流水平的国家级重点实验室，承担国家和上海合成生物学重大基础研究，面向全市开展公共服务，加快合成生物学基础研究和成果转化。

（四）营造世界一流产业生态

一是加大人才引培力度。鼓励高校加大合成生物学相关的生命科学、人工智能等相关领域交叉学科专业人才培养如高校设立合成生物学专业，开展本硕博培养计划。高校、科研院所与企业联合培养中青年人才，设立博士后工作站、超级博士后卓越工程师等，各类相关人才政策向该领域倾斜，建立人才梯队，快速形成合成生物学创新人才高地。

二是强化金融杠杆功能。成立上海合成生物产业引导基金（百亿母基金）。将上海打造成生物医药全球资本的重要枢纽，发挥政府基金引导作用撬动千亿市场。充分发挥上海国际金融中心资源禀赋优势，通过市场化手段整合相关资源，关注基于合成生物学理念的医疗、材料、农业、能源、食品等领域，重点瞄准将前沿技术应用于生物工程制造的初创公司，包括在医疗研发手段、新材料、药物研发等领域带来前沿技术变革的公司。以基金为抓手，精准实现"招投联动"，培育优质合成生物学初创企业，助力合成生物学科技成果转移转化，完善合成生物学产业链条，促进区域产业聚集、升级和融合。

三是搭建投融资合作对接平台。成立合成生物产业基金联盟，建立合成生物项目投融资平台，提供投融资估值评价服务，促进合成生物企业股权交易。积极发挥政府性融资担保机构引导作用，推动更多符合条件的企业上市融资。在贷款审批、知识产权抵押、产品责任保险等方面加大政策创新力度。

四是探索上海合成生物上市快速通道标准。与上海证券交易所等专业机构联合启动专项研究，针对合成生物企业发展周期特点，建立IPO潜力企业资源库，将上市前辅导进行合理化"前置"，建立合成生物企业上市快速通道。

五是针对准入、监管方面的政策突破和服务。生物医药领域，联合市药监局（市场局、长三角药审分中心），建立和完善与合成生物学相关的新产品注册、重大工艺改进、安监等方面的监管政策体系。在服务方面，进行跨前新技术交流，介入指导，"一对一"咨询服务，并给予全生命周期的支持和辅导，建立审批审核绿色通道。食品和农产品领域，联合市场监督和管理局、农委等主管部门，探索合成生物学相关食品安全、农产品市场准入等管理条例的突破。围绕政策法规、伦理问题、知识产权、行业标准、监管科学开展专项研究与咨询服务。囊括快速审查、快速确权、快速维权三大功能，建立知识产权快速协同保护机制，完善知识产权全链条和保护体系。强化知识产权战略布局和预警，确保技术公平竞争环境。发挥知识产权交易平台作用，探索知识产权保护与合成生物产业深度融合发展体系化联动服务模式，促进知识产权交易转化。

六是打造高品质会议活动平台。开展合成生物学产业创新大会、合成生物学国际学术峰会、合成生物项目投融资路演、青年人才论坛，不定期的行业论坛沙龙等活动。邀请权威组织在论坛、峰会等活动现场发布合成生物领域科学技术、潜力企业、高端人才等榜单。快速凝聚合成生物产、学、研、商、资等各领域意见领袖和企业家，增进产业交流，促进产业招商和项目引进。

七是发挥媒体传播宣传作用。以新媒体与传统媒体相结合、大众媒体与专业媒体相结合为原则，建立媒体传播矩阵；以关键项目合作、园区企业引进、峰会论坛活动等园区重大事件为内容，开展有策划、有主题、多视角的媒体宣传，持续强化上海合成生物创新高地和产业驱动中心（根据目标定义替换）的品牌影响力和资源凝聚力。

DRG/DIP 付费改革下的医保智能监管

耿 韬*

自 2018 年 12 月国家医保局组织开展 DRG/DIP 付费试点以来，试点城市按照国家有关要求，结合地方实际，不断加大深化医保支付方式改革的力度，目前试点城市基本实现 DRG/DIP 付费全覆盖，大多数参保患者和定点医疗机构从中受益。然而，在 DRG/DIP 付费新的支付方式下，各种新型的违法违规行为不断出现，甚至愈演愈烈，医保基金安全和监管面临新的挑战。本文在分析 DRG/DIP 付费下违法违规行为特点的基础上，梳理总结地方医保部门探索应用智能监管系统应对新问题、新挑战的经验做法，并提出完善建议，为进一步加强 DRG/DIP 付费下医保基金监管工作提供参考。

一、DRG/DIP 付费下医保基金监管的新挑战

传统的医保按项目付费方式，医疗机构的收入与提供的医疗服务项目挂钩，项目越多拿到的医保结算费用越高，在客观上为医疗机构通过违规收费、过度医疗等非正当手段获取利益最大化留下了

---

* 作者单位系上海市医疗保障局监督检查所。

空间。与按项目付费不同，DRG 与 DIP 是以病种组合为基本支付单位的打包付费（按照病种组合制定支付标准），病组疾病越复杂、病情越严重、资源消耗越多，医保支付得越多，具体支付水平并不随医疗机构提供医疗服务的多寡而发生变化。可以说，DRG/DIP 支付能够一定程度上抑制医疗机构过度医疗的利益驱动，促进医疗机构以收入为中心转向以质量和成本为中心，提升医保基金的使用效率。

但随着医保支付方式改革的不断深入，在医疗机构"外延性"扩张不变的前提下，随着对 DRG/DIP 付费规则的逐步熟悉，其医疗服务行为将向"有利于"医院的方向进行适应性地调整，不可避免地出现利益化追求，带来一些新的基金安全风险。不论是采取 DRG 还是 DIP，只要是打包付费，都会面临一些共性问题。

一是高套病组。为了获得更高支付标准或分值，有些医疗机构通过疾病诊断升级或选取高资源消耗治疗方式等手段，利用病种组合规则使相对简单的病例进入较高的组别。这种现象被称作"高套病组"或"高套分值"。

二是低标入院。有些医疗机构通过降低住院患者收治标准，将门诊可以治疗的病例收治住院，以降低同组别的资源消耗量，从而获取更多的盈利空间。

三是分解住院。为了节省一次住院（一次 DRG/DIP 支付）中的成本、增加住院例数，有些医疗机构将原本一次住院切分为两次以上，或者按照 DRG/DIP 支付标准，严格控制患者住院天数及医疗资源消耗水平，在达到"一定标准"时就让其出院，形成对一次住院行为的分解，造成患者不必要的重复入院，使得医保支付费用随患者住院次数的增加而增加。

四是转移费用。具体包括住院成本向门诊转移、医保费用向自费转移等，目的是减少住院范围内产生的服务成本，以获得更多结余。有些医疗机构把患者原本在住院期间完成的项目转移到门诊完成，如住院检查前移至门诊等；把医保政策覆盖的诊疗项目、药品、耗材等转为自费，引导患者到院外药店购买自费药品等。

五是推诿患者。有些医疗机构在选择患者时优先选取病情相对较轻的患者，拒收资源消耗高的重患者，如合并症、并发症严重或者基础状况较差、不确定性高的老年患者等，从而降低资源平均消耗量。

综上，DRG/DIP 支付方式引发的医疗服务不良行为，无论是医疗机构通过高套病组、低标入院等方式获取更多非正当收入，还是通过分解住院、转移费用、推诿患者等方式不合理地降低成本，本质上都是对原有医保各类违法违规行为的继承与发展，是 DRG/DIP 明确病种组合支付标准前提下医疗机构的消极应对行为，均使原本不足的医疗资源又陷入不合理利用的困境，浪费了大量医疗资源，加重了患者的费用负担，损害了参保人员的合法利益。因此，医保部门应当加强对 DRG/DIP 付费下医保基金使用的监管，在 DRG/DIP 规范标准的指引下对医疗机构的行为进行合理引导，从而保障基金安全和有效使用。

但是，由于 DRG/DIP 付费方式的专业性、复杂性（病人病情各异、疾病诊断种类繁多、治疗方式千差万别），以及 DRG/DIP 付费下违法违规欺诈骗保行为的隐蔽性，医保部门面临全新的监管业务，缺乏有效的监管方法和专业的监管力量，对医保基金监管工作提出了新的挑战，将比按项目付费面临更大的监管压力。因此，面对 DRG/DIP 付费的医保基金监管，亟须转变工作理念和创新监管方法。

二、结合改革推进医保智能监管

近年来，各地医保部门紧密结合支付方式试点改革和国家医保局"智能监控示范点"建设要求，重点针对DRG/DIP付费可能面临的套高病组、低标入院、分解住院、转移费用等问题，积极探索医保智能监管方法，开发了相应智能监控功能模块，初步建立了具有DRG/DIP付费特点的监控规则库和指标库，可通过系统实现对医疗机构的自动预警、监控分析和疑点核查。

（一）开展基于项目与疾病诊断等关联逻辑的规则筛查

通过建立诊疗项目、医用材料、药品与疾病诊断及治疗方式等的关联，制定相应的监控规则，通过智能监管系统对医用材料与诊疗项目、药品与诊疗、诊疗项目与诊疗项目、药品与疾病诊断、诊疗与疾病诊断规则逻辑的匹配筛查，对医疗机构是否存在高套病组等违规行为进行判断。如根据"GD1伴穿孔、化脓、坏疽等阑尾切除术"与"GD2阑尾切除术"的抗生素使用差异、诊疗项目适应范围不同（GD1使用胃肠减压/引流管引流/血培养，GD2不使用）以及耗材使用与手术类型的逻辑关系，制定规则进行疑似高套病组判断。

（二）开展基于大数据病组的医保智能监控预警

鉴于DRG和DIP付费试点初期，医保按项目付费下医疗机构原来常见的违法违规行为（如违规收费、过度医疗等）在新的支付方式改革后还会延续，加之DRG和DIP付费也会产生新的违法违规行为，在此情况下，应用CMI[①]、RW[②]和指数单价等指标，通过不同医院、不同科室、不同医生之间的横向比较，或同一医院、同一科室、同一医生与之前的纵向比较，对某医疗机构同一病组病例异常情况进行分析和预警，即对

---

① CMI（Case Mie Index，CMI）：病例组合指数。
② RW（Related Weight，RW）：DRG相对权重。

以上指标进行偏离度分析，对于指标分布离散程度大的病组加强监管。

以"胆囊结石伴有其他胆囊炎＋腹腔镜下胆囊切除术（K80.1＋51.2300）"病组为例，2018 年某市医保病人共有 9065 例，将病例费用从低到高排名，锁定费用高出 95% 分位数的费用异常病例 452 例，分布在全市 55 家医院，成为该病组的重点监管病例。同时，还对以上全部病例住院前后一周发生的门诊费用与住院费用进行关联分析，提示可能存在住院费用向门诊转移问题。

（三）开展基于大类疾病下 DRG/DIP 病组结构变化趋势分析

通过对同级同类大类疾病下 DRG/DIP 病组的结构变化趋势进行分析，筛查 DRG/DIP 病组病例数量增长过快的病例，结合病例诊断与治疗方式、收费项目的关联性分析，进行疑似套高病组等的自动预警。

如对某市二级医疗机构大类疾病下 DIP 病组的结构变化进行分析，发现某医院"结肠各部位恶性肿瘤"大类疾病下 DIP 病组结构比区域内变化大，提示该大类疾病有存在问题的可能。进一步通过比对该大类疾病下 DIP 病组支付费用与实际费用比例的变化情况，锁定"直肠恶性肿瘤：腹腔镜下直肠根治术"DIP 病组存在套高问题的可能。在以上基础上，再通过对该 DIP 病组病例治疗方式与收费的关联性分析，发现上报的治疗方式为"腹腔镜下直肠根治术"，而实际上仅开展了"静脉注射治疗药物"或者"电子结肠镜检查"治疗。综上分析，可基本判定该病例为套高病例。

三、探索基于 DRG/DIP 分组的融合监管

鉴于病人病情各异、疾病诊断种类繁多、治疗方式千差万别，再加之医疗行为由于受利益驱动，可以人为地利用现有规则提升诊断或添加项目形成新的组别，若单纯从 DRG 分组或 DIP 分组考虑，按照上述监管方法，能够发现一些问题（如套高病组、低标入院等），但对于

一些故意规避、隐藏更深的问题尚缺少有效手段。

（一）融合监管路径构建

DRG 和 DIP 均为基于 ICD10、ICD-9-CM3 的编码体系形成的疾病组合，数据基础属于同一来源，虽然两者分组的方法、数据利用的颗粒度、使用的分析工具和对结果的评定方法不同，但 DRG 和 DIP 都是将疾病诊断类同、临床过程相似、资源消耗相近的病例组合在一起，以病例共性特征所指向的资源消耗作为价格发现与定价的依据，形成对同组病例的标准化评价与支付。DRG 分组由粗到细，强调以临床经验为基础，依赖临床路径选择和专家人为判断，从疾病诊断大类出发，结合手术操作将其不断细化，按诊断和治疗方式的共性特征主观区分成不同病例组合，具有"多病一组"或"多操作一组"及组内差异较大等特点；DIP 分组由细到粗，强调对临床客观真实数据的统计分析，通过对历史数据中病例的疾病诊断和手术操作进行穷举聚类，按疾病与治疗方式的共性特征客观形成自然分组，具有"一病一操作一组"及组内差异较小等特点。DRG/DIP 两种分组方法进行融合发展可形成互补，是值得探索的方向。

鉴于以上分析，通过两者的有机结合，从底层数据融合开始，把疾病作为监管的最基本单位，以大数据方法为支撑，探索构建 DRG 和 DIP 分组的融合监管路径。

一是通过对所有病例数据进行 DRG 和 DIP 分组，对两种分组中偏离度异常的病例进行分析预警，并将两种分组都预警的异常病例作为重点监管对象。

二是鉴于 DRG 和 DIP 分组颗粒度的粗细不同，建立同一疾病 DRG 与 DIP 分组的关联对应，基于 DIP 病例的流向和构成，对同一疾病高、低资源消耗的病组分布进行分析比较，甄别可能存在的套高病组。

三是利用聚类分析方法建立 DRG/DIP 病组画像及诊疗轨迹，从疾病诊断、治疗方式、收费项目等多维度定义融合后病组治疗链路的标准化，通过单个病例与标准的比对，挖掘潜在的套高病组行为。

（二）基于 DRG/DIP 融合监管的系统功能实现

从以上三个层面的融合监管路径出发，分别设计系统功能。

1. 均符合 DRG 和 DIP 病组异常情形的病例预警

基于 DRG/DIP 病组中病例的 RW 和指数单价等偏离度指标，通过与病组标准比较、与自身趋势比较等维度，对均符合 DRG 和 DIP 病组异常情形的病例进行红色预警，作为重点监管的依据。

2. 同一疾病 DRG 与 DIP 分组下病例套高预警

通过全量病例数据入组实例的构建，建立同一疾病 DRG 与 DIP 分组的关联对应，在此基础上，通过对各 DIP 病组及其病例的构成变化进行自动分析，将病例数量增长较多的高资源消耗病组显示为疑似套高病组，进一步确定套高病例。

3. 基于病组画像／诊疗轨迹的分析预警

一是建立基于 DRG/DIP 融合为基础的统一的数据转化平台，在基础数据层，通过共同的 ICD10、ICD-9-CM3 的编码体系，形成同源的疾病组合，DRG 由上而下逐层细分，而 DIP 由下而上逐层收敛，分别形成对应的 DRG、DIP 映射关系，在此基础上建立同一的标准体系，实现 DRG 与 DIP 的相互转换。

二是建设面向疾病与参保人员的画像系统，兼顾疾病诊治共性与个性特征，建立诊疗模型，在此基础上进行相关分析应用，通过病组必选项目与单个病例之间的数据比对，基于差异（如诊断与项目不符，有费用无项目等）进行分析判断。

三是针对病组建立基于时间轴的诊断与治疗的标准路径，明确每个病种的治疗规范。在此基础上进行相关分析应用。通过病组必选项与单个病例之间的数据比对，基于差异（如诊断与关键项目符合率、治疗与关键项目符合率等）进行分析判断。

四、思考与建议

虽然各地医保部门通过不断实践与探索，能够在一定程度上发现和遏制一些违规问题，积累了一定经验，开了一个好头，但在 DRG/DIP 付费下仍然面临诸多挑战，需要共同思考应对办法。为进一步做好 DRG/DIP 付费下医保基金监管工作，结合实际情况，从以下三个方面提出完善建议：

（一）加强 DRG/DIP 付费下医疗质量的医保智能监管

医疗质量是病人就医的根本需求，也是医院生存和发展之本。由于 DRG/DIP 打包支付的特性，可能出现医疗机构尽可能压缩成本而导致医疗质量下降。因此，在对 DRG/DIP 付费下的监管中需要对医疗质量更加关注。目前，在 DRG/DIP 付费下的监管中比较多的集中在对套高病组、低标入院、分解住院等违法违规行为的监管，对医疗质量监管存在不足，需要建立健全包括医疗服务能力、质量、安全、效率和费用等在内的医保监管指标体系，将医疗质量纳入 DRG/DIP 付费下医保智能监管。

（二）建立与 DRG/DIP 付费相适应的医保监管模式

DRG/DIP 付费是一种全新的医保支付方式，涉及疾病诊断、治疗方式和疾病分组，与按项目付费监管相比，要求医保监管人员的业务能力更强，更加需要既懂医保政策法规又懂临床医学知识的复合型人才，但目前各地监管人员明显不足。因此建议各地集中骨干力量，或引入第三方机构，建立健全具有 DRG/DIP 付费特点的监控知识库、规则库和大数据分析指标体系，通过广泛应用智能监管系统，加强动态预警监控和核实处理，同时利用医学专家优势，加强医疗机构自查自纠和协同监管。

（三）应用知识图谱等技术不断提升智能监管能力

针对 DRG/DIP 付费下临床诊疗行为的监管，医保监管人员缺乏丰富的临床医学知识，且临床诊疗具有特殊性和隐蔽性，常规的医保监管手段很难挖掘出潜在的问题，建议通过与学术机构、专业信息技术公司加强合作，在借鉴国际国内 DRG 付费监管先进做法的基础上，应用知识图谱和无监督机器学习等方法，探索建立以循证医学和国家临床指南等权威医学知识、医保支付政策、医保监控规则为基础的知识图谱，构建基于知识图谱的规则逻辑风控预警模型，通过智能监管系统自动发掘数据之间的深层关系，降低审核过程对专业人员的依赖，为医保监管工作提供有力支撑。

基于医疗大数据的市级医院急诊急救一体化平台建设研究 ^①

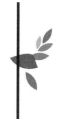

李晓洁　张亚男　何　萍*

　　院前急救、院内急诊、危重症监护是我国急诊医疗服务体系的重要组成部分，是抢救急危重症患者的前沿窗口，也是应对疫情等重大公共卫生事件的前哨。与国内其他省市相比，上海的急诊急救服务起步较早，已形成了一套具有上海特色的急诊医疗服务体系，院前急救采用独立型模式，由上海市医疗急救中心（120）负责；院内急诊和危重症监护由各医院承担，其中，上海申康医院发展中心（以下简称"申康中心"）所辖市级医院几乎承担了全市所有重大疑难重症的急诊任务。为加强市级医院急诊医疗服务能力，申康中心于2017年组织22家市级医院开展了院内急诊医疗信息系统建设，实现了以急诊患者为中心的急诊全流程管理，提升了市级医院急救水平。近年来，随着急诊需求量的增加，如何在有限时间内快速调动各类医疗资

①　原文载《中国数字医学》2022年第17卷第9期。
*　李晓洁单位系上海申康医院发展中心医联工程与信息化部；张亚男单位系上海中医药大学附属龙华医院信息中心；何萍单位系上海申康医院发展中心医联工程与信息化部。何萍为通讯作者。

源，优化急诊医疗服务流程，提高急诊急救效率成为亟须解决的问题。为充分发挥数字信息技术对急诊急救业务的基础支撑作用，满足急诊医疗救治一线需求，申康中心基于一体化建设理念，联合120院前急救，建设基于医疗大数据的市级医院急诊急救一体化平台（以下简称"一体化平台"），通过高效整合现有急诊资源，优化重塑业务流程，实现信息共享化、救治一体化、流程高效化、管理精细化，进一步提高市级医院急诊医疗服务的整体效率，提升患者的就医满意度。

一、需求分析

目前，关于急诊信息系统的建设多是以单家医院为主体，医院信息化建设缺少统一的规划和标准，建设水平参差不齐，各医院间无法实现有效联动。由于缺少院前急救与院内急诊的实时交互平台，医疗急救从受理调度、急救过程、业务联动到管理决策的全过程缺少信息化支撑，应急指挥调度无法及时获取各市级医院急诊医疗资源数据和急诊治疗信息等，无法合理调配各市级医院间的急诊资源；同时，院前救治信息支持不足，患者体征指标和急救信息无法实时共享，导致急救信息传递断裂，尚未形成真正的院前院内急救网络。此外，各市级医院之间、医院各科室之间尚未建立有效的急诊协同机制，多学科协同能力不足，急诊医疗资源无法有效整合。

二、建设实践

一体化平台建设主要包括"互联网＋"急诊便民、急诊医疗服务协同、急诊质量评价等三大业务模块，如图1所示。依托医联平台，充分利用大数据、5G等信息技术优势，通过统一的标准接口，打通

120 急救中心与各市级医院之间、市级医院各专科科室之间的通讯渠道，搭建院前急救、院内急诊一体化救治网络，全面实现院前急救、院内急诊信息数据的互通共享，实现院前急救与院内急诊流程的无缝衔接，构建院前接诊、院内分级分诊、危重症救治、转诊／转归为一体的急诊急救"一条链"。

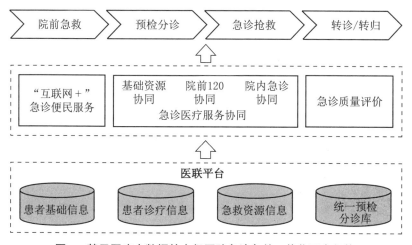

图 1　基于医疗大数据的市级医院急诊急救一体化平台架构

1."互联网＋"急诊便民服务

依托上海市级医院互联网总平台，一体化平台通过对急诊数据采集、存储和分析，为群众提供急诊资源查询、急诊知识查询等服务。一方面，通过权威信息发布，引导患者理性就诊，从源头上降低非理性急诊需求，缓解急诊拥挤压力；另一方面，通过宣传教育，增强群众的自救能力，为提高院内急诊救治效果创造条件。

2.急诊医疗服务协同

（1）院前 120 急救协同。120 急救中心通过统一业务接口与一体化平台建立对接急诊业务，通过统一接口，将急救协同数据发送至相关市级医院，院前急救数据主要包括：患者基本信息（姓名、性别、年龄等）、患者生命体征数据（呼吸、脉搏、血压、血氧、心率等）、车载影像数据及病情信息等相关信息，为市级医院端急救专家会诊提供数据参考。一体化平台进一步规范了院前急救和院内急诊的交接资料，通过5G技术直接上传医联平台和120急救中心，形成信息闭环。同时，对各市级医院急救任务接受情况、执行情况进行监督，定期形成统计报表，为优化院前急救、院内急诊协同机制提供数据支撑。

（2）院内急诊协同。一体化平台结合全市统一的预检分诊库和预检评分模型，利用大数据和人工智能技术，对急诊患者病症进行自动分析、评估、定级，提高急诊病人病情分级的准确性，优化和规范急诊救治流程。

院内医护人员能够利用App、终端电脑等，通过5G网络与抢救室、急诊重症监护室（EICU）建立通讯渠道，远程参与抢救会诊。医护人员可在安全授权的情况下，通过视频观看抢救过程，获取患者实时体征监测数据；可调取患者主诉信息、检验检查报告、影像报告、电子病历等；可通过语音、文字等方式参与救治方案讨论。同时，基于人工智能辅助分析患者体征数据、检验检查数据、用药史、既往病史、专家会诊等信息，智能推荐检验检查项目及诊断建议。

3. 急诊质量评价

围绕卒中、胸痛、高危孕产妇、新生儿、中毒、肺炎并发急性呼吸衰竭等急性单病种，结合采集和汇总的申康中心所辖所有市级医院急诊医疗资源情况，一体化平台从急救资源配备的符合性、急诊病人病情分级的准确性、抢救时间的及时性、处理方式的合理性以及抢救成功率等五个维度开展质量控制。急诊医疗资源质控涉及急诊医疗资源的合规性，是调配急诊救治资源的重要依据，主要包括急诊人流量、急诊各级患者流量、急诊医护配备、急诊床位配备、急诊设备配备等（如图2所示）。一体化平台利用物联感知、5G技术、系统接口等方式采集相关数据；利用大数据分析技术开发质量控制模型，对市级医院急诊医疗服务进行过程监控，对接诊数量、抢救时间、抢救成功率、处置能力等进行动态评估。将现有"静态数据考核"转变为"动态过程考核"，提高了质量评价水平，有利于维护急救医疗秩序，促进医院持续改进急救服务及管理。

4．标准规范

急诊便民服务、医疗服务协同以及质量评价等应用涉及与接入机构的数据交换及服务整合，需要采用统一的标准规范。针对目前急诊协同、质控相关的信息化标准规范缺失问题，为保证协同应用及质控的整体性、统一性，在遵循国家、行业现有规范基础上，根据协同应用及质控需要，结合申康医联平台已有标准，制定形成统一、标准、可操作的急诊便民应用、急诊协同应用和急诊质控应用的接入规范，以确保一体化平台系统的整体运行效果和应用目标。

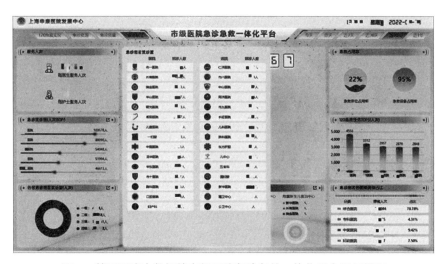

图2 基于医疗大数据的市级医院急诊急救一体化平台展示界面

三、成效与经验

基于医联工程的一体化平台通过统一的标准接口，实现了急诊业务调度信息、院内急诊资源信息、院内急诊质控数据的实时交换，为急诊便民服务、急诊医疗服务协同和急诊质量评价提供了有力的数据支撑；同时，利用大数据分析、5G、人工智能等信息技术，进一步优化了急诊业务流程，加强了院内各科室的协调联动，规范了急诊诊疗行为，有效提升了急诊医护人员的急救水平及急诊效率；此外，通过一体化平台的建设，实现120急救中心、救护车、市级医院之间信息的有序共享和互认，避免了重复检查，减轻患者就医负担。

1. 急诊资源智慧管理

平台架构设计阶段，保证数据的完整性、及时性是一大挑战。考虑到市级医院急诊信息化存在多厂商、多版本等系统异构问题，平台建设将不再基于传统信息化技术的静态数据，而是应用物联网、定位网技术搭建 AIoT 平台进行统一智能化部署，通过可视化的设备集成引擎，连接患者腕带、医疗设备等，实时获取设备状态信息、床位占用信息、患者生命体征信息等；通过可视化平台实时展示设备使用率、床位占用率等总体情况，可下钻分析各市级医院急诊资源质控、急诊拥挤度、急诊资源缺口情况，实现急诊资源的有效管理，为合理配置急诊资源、指导突发公共卫生应急指导提供参考。

2. 院前急救智慧医疗

考虑到传统急救车辆其智能化应用不到位的问题，如患者体征数据手动录入、心电图通过拍照方式记录等，为实现院前院内数据的实时交互与共享，对急救车辆进行了数字化改造，通过5G 网络传输技术和物联网技术实时获取患者体征数据、心电图监测数据、车载高清影像数据并上传到120急救中心平台。基于医疗大数据的市级医院急诊急救一体化平台数据流见图3。

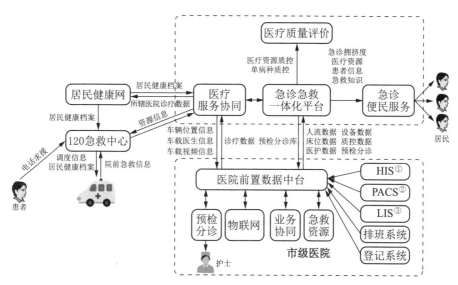

图 3　基于医疗大数据的市级医院急诊急救一体化平台数据流图

急诊急救一体化平台与 120 急救中心平台的信息共享，实现了院前急救数据与院内急诊资源数据的互联互通，为远程指导提供实时的院前急救数据，实现"上车即入院"，缩短急救准备时间，提高抢救效率。在急诊抢救室可以一键调阅院前急救措施信息，实现院前院内无缝衔接。同时，患者的院内急诊诊疗数据通过平台推送给 120 急救中心平台，实现患者救治过程的数据追溯与闭环管理。

3．急诊质量评价

对于市级医院异构信息系统、异构集成平台的接口对接问题以及大批量接口并发请求问题，一体化平台采用可视化高度可配置的信息集成平台，解决了不同类型的数据源、不同连接类型、不同数据格式等急诊医疗数据实时采集、清洗和转换问题，基于分布式集群架构，

---

① **HIS**：医院信息系统。
② **PACS**：医学影像存储与传输系统。
③ **LIS**：实验室信息管理系统。

利用服务网关负载均衡、熔断限流等技术，承载大批量并发请求，支持从急诊资源质控、急诊单病种质控、急诊拥挤度、平均就诊等候时长等不同维度开展急诊质量评价分析。截至 2022 年 6 月，累计采集急诊医嘱明细数据 6900 余万条，各类急诊医疗数据超 1 亿条。

四、结论

申康中心积极探索信息技术与应急医疗救治的深度融合与创新，依托医联工程，联合 120 院前急救，建成了基于医疗大数据的市级医院急诊急救一体化平台，通过搭建院前院内急救信息的实时交互平台，为院前院内医护人员提供及时、有效的沟通渠道，实现了患者院前院内医疗信息的互通和急救业务的协同，合理使用急救医疗资源，使急救急诊形成作战合力，为抢救患者生命赢得时间。下一步，申康中心将不断探索创新医疗卫生服务机制，打造上海特色市级医院急诊医疗管理新模式，进一步提升患者就医体验。

参考文献

［1］罗之谦、姚津剑、陈松等：《"大急诊、大急救、大平台"是"人民至上，生命至上"理念最直接的医学实践》，《中国急救医学》2021 年第 7 期。

［2］沈伟锋、干建新、江观玉：《以"三环理论"为指导建设我国急诊医疗服务体系》，《中华医院管理杂志》2004 年第 10 期。

［3］周书铎、金音子、郑志杰：《急救医疗体系运行机制优化研究进展及启示》，《中国医院管理》2020 年第 11 期。

［4］李丹、邹芳：《急救急诊一体化信息平台的实现与应用》，《中国数字医学》2018 年第 3 期。

典型案例

国外健康服务业园区发展的案例经验及对上海的启示①

上海社会科学院健康经济与城市发展研究中心

健康服务业园区将医疗、科研、医药制造、养老、地产等多个方面进行组合，并在各部分间建立一种依存关系，形成多功能、高效的综合体。在健康服务业园区的空间集聚方面，国外的部分园区发展相对较早、较为成熟，已经显现出若干特点和规律，如波士顿长木医学区、休斯敦得克萨斯医学中心、德国纽伦堡医谷等园区的创新协作经验，值得分析和借鉴。

一、长木医疗产业区

长木医疗产业区（Longwood Medical and Academic Area，LMA）位于美国波士顿西南部，聚集着全球知名健康医疗机构和医学专业人士，是著名的健康、医疗教育和医学研究中心，也是典型的医、学、研一体化园区，年营收约 80 亿美元。

长木医疗产业区的空间布局高度集中，医疗机构密度非常高，集聚了美国顶级医疗机构、四所教学医院、一所医学院、一所糖尿病研

233

---

① 部分案例信息根据网络公开资料搜集整理。

究中心和诊所，还有一系列的大学和生物医学公司，共计约 4 万多名科研人员和近 2 万名学生。据统计，长木拥有医疗机构及学术机构达 27.9 家 / 平方公里，拥有医疗与研究人员约 5.07 万 / 平方公里。

表 1　部分位于长木的美国医学学术与科学界组织（MASCO）成员机构

医院和研究所
贝斯以色列女执事医疗中心（Beth Israel Deaconess Medical Center）
布莱根妇女医院（Brigham and Women's Hospital）
波士顿儿童医院（Boston Children's Hospital）
丹纳—法伯癌症研究所（Dana-Farber Cancer Institute）
加斯林糖尿病中心（Joslin Diabetes Center）
威斯生物工程研究所（Wyss Institute for Biologically Inspired Engineering）
学　　校
哈佛医学院（Harvard Medical School）
哈佛牙科学院（Harvard School of Dental Medicine）
哈佛公共卫生学院（Harvard School of Public Health）
麻省药科与健康科学大学（Massachusetts College of Pharmacy and Health Sciences）

在长木科学园区，各个机构之间位置邻近，而且有协作关系，如波士顿儿童医院、布莱根妇女医院、贝斯以色列女执事医疗中心、达纳法伯癌症研究所和乔斯林糖尿病中心等，这些机构都与哈佛医学院有联系、有互补，哈佛医学院依靠他们培训自己的学生。但是，位置邻近并不意味着经常交流、交融。各类机构、企业集聚在长木园区的原因主要有几点：一是人才的集聚，长木拥有密度极高的人才库。二是资金的集聚，2012 年长木医学区获得美国国立卫生院（NIH）资助金额合计达到 10.3 亿美元，占马萨诸塞州的 1/4；若将长木医学区作为州来算的话，排名全美第八位。三是源自于医疗行业共享设施的特点。四是政策因素，即官产学研的良性互动，政府将推动医疗产业

的发展提高到战略地位，为其提供资金、政策和中介服务等支持；企业将科研机构的研究成果产业化，推动技术推广，使得医院产业创新得到进一步发展；科研机构带来先进的科研成果，培养大批的一流人才。

二、德州医学中心

德州医学中心 TMC（Texas Medical Center）是世界上规模最大的医疗中心，也是美国第八大商业区。拥有 100 多栋建筑，长驻四十多家顶尖的医院、医学院、研究所等机构，有 9200 个床位，超过 10.6 万名员工，每年接待超过 1000 万病例，是美国医疗、生命科学人才最集中的地方。TMC 解决了休斯顿 1/6 的就业问题，年营业收入超 250 亿美元，每年获得政府研发经费超过 34 亿美元，休斯顿 1/4 的酒店收入也源于 TMC 的客户。

1. 定位于知识的整合者，多社区"各自独立，却是整体"

TMC 是一个由 49 个成员组成的社区（Community），涵盖了 54 个与医学有关的机构，包括 21 家医院和 8 个专业医疗机构、8 个学术和研究机构、4 所医学院、7 所护理学、3 个公共卫生组织、2 所药房和1 所牙科学校。所有 54 个机构均为非营利组织。他们之间的关系"各自独立，却是整体"（Stand apart but together），因此成员之间并不是一个松散的"联谊"或"联盟"关系。TMC 把自己定位为多样性资源和专业知识的整合者，从而可以更好地提供服务和进行治疗。在体制层面的保障在于，TMC 有完整的领导机构，比如董事会、行政团队（CEO、CFO 等）和顾问委员会等。它的成员还包括休斯顿和哈里斯县的健康卫生管理部门，德州公立 / 私立的研究机构、应急救助机构和行业协会，甚至包括图书馆和博物馆。

表 2　TMC 德州医学中心内主要成员医院名单

重要医院
贝勒医院（Baylor Clinic）
哈里斯郡医院区（Harris County Hospital District）
休斯顿安宁疗护系统（The Houston Hospice and Palliative Care Systems）
休斯顿赫曼纪念医学中心（Memorial Hermann-Texas Medical Center）
赫曼儿童纪念医院（Children's Memorial Hermann Hospital）
圣卢克主教医院（St. Luke's Episcopal Hospital）
休斯顿 Shriners 儿童医院（Shriners Hospitals for Children-Houston）
圣多米尼克庄（St. Dominic Village）
卫理公会医院（The Methodist Hospital）
德州儿童医院（Texas Children's Hospital）
康复研究医院（TIRR, The Institute for Rehabilitation and Research）
安德森癌症中心（The University of Texas M. D. Anderson Cancer Center/MD.）
德州大学医学部（The University of Texas Medical Branch（UTMB））
休斯顿退役军人医学中心（Michael E. DeBakey Veterans Affairs Medical Center in Houston）

2. 私人基金会主导、政府的稳定支持、非盈利机构＋商业机构双轨制运作

追溯到 1936 年，商人安德森（Anderson）建立了基金会，致力于促进卫生、科学、教育的发展、增长并传播知识。1943 年，基金会在赫曼公园（HERMAN PARK）的旁边，购置了 130 亩土地，指定作为医院和医疗机构所在地，凡在此开办医院和医疗系统的机构，都免费获得土地和资金。各医院、各研究机构和德州各大学的医学相关专业相继汇聚于此，形成良性互动，逐渐形成规模。

这个发展过程是以私人基金会为主导进行的，政府主要提供稳定支持，比如，修建了围绕 TMC 的约 28 英里的公路、颁布各项法案为医疗技术的发展创造良好的环境、配套建设休斯敦福利局、哈里斯警察局等。TMC 采取双轨制运作，一边是非盈利机构，比如研究和教育机构，土地租金只有象征性的一美元，另一边是盈利的商业机构，比如多所著名医院，带来了知识再生产过程中人才培养、知识创新等环节的新复合型组织形式。

3．提供"接近临床环境"的创新创业孵化环境

每天有大量的临床医疗数据在 TMC 产生，制药公司与学术研究人员得以和临床医生共同工作。TMC 有一个孵化项目曾连续邀请创业公司到访休斯顿，专门针对某领域的创业，其中的热门领域包括人工智能、药物管理、医疗保健流程改进、远程护理和行为/神经健康等。TMCx 孵化器为企业家们提供了企业发展所必须的资源，包括培训课程、办公室和会议间，以及由法律专家、医护人员、企业执行官和投资者所组成的多领域顾问网络。

比如针对医疗设备公司，企业家们被引荐给来自德州医疗中心五十多个成员机构的利益相关者，包括服务于社区的医生、科学家。"接近临床环境"是医疗孵化项目的必备条件，这对于医疗设备创业公司来说具有很高的价值。这其中包括：用于微创手术中精确识别输尿管的设备（Allotrope Medical）、发明了一种信用卡大小的呼吸器，用于抢救哮喘病人（Bloom Labs）、发明了一种持续测量血压的传感器（Blumio）、发明了一种消除腰椎穿刺不确定性的手持设备（IntuiTap Medical），等等。

三、纽伦堡医谷

德国纽伦堡 Medical Valley 是德国联邦文化教育与科研部（BMBF）选举认同的 15 个顶尖集群服务平台之一，是唯一一个在诊疗技术性行

业的集群。区域中有 60 多家医院，有强大的门诊部门提供一流的医疗服务，每年接待的病人超过 85 万人次。还有 500 多家企业活跃在诊疗技术产业。这一领域的很多技术隐形冠军，比如计算机断层扫描、磁共振断层扫描、介入诊断成像、激光屈光手术、碎石术、内窥镜治疗系统、传感器、医疗信息系统、高科技植入物等，都聚集在医谷。全德国在"确诊、普外、辨别"学科的 42% 的申请专利、"x 射线技术性"中超出 63% 的申请专利也都来源于医谷。

1. 重视研发，跨学科合作、工程师和医生之间的合作是常态

德国 GDP 中很大一部分用于促进科学研究，特别是生物医学研究。聚集于 Medical Valley 的公司大多非常重视研发，投入程度差不多相当于 9%—10% 的销售收入，以保持其市场地位和全球竞争力，并为患者提供新的和改进的医疗服务。政府在促进研发方面也有激励，"领先的集群"将获得约 8000 万欧元的基金，为正在进行的创新项目提供支撑。

Medical Valley 集聚了 80 多所大学研究院和高等应用科学学院，重点研究和教授医学技术。集群企业可以利用高技能和受过良好教育的劳动力，为集群增值。德国也非常重视培训，包括综合学徒和实习课程。大量的技术和临床工程师，提升了 Medical Valley 医药集群的竞争力，促进了医疗设备研发。

2. 中小企业和大型企业相互补充，产学研网络活跃

Medical Valley 集群中，高度专业化的中小企业数量众多，增加了创新产品的数量，为大型医疗技术公司提供电子和微系统技术、信息和通信技术、光学工程以及医疗设备行业的新材料。这些中小企业可以使用 Fraunhofer 的医疗技术测试和演示中心（METEAN）、西门子成像科学研究所，来模拟新产品在早期阶段如何能在常规临床工作流程中发挥作用。而大企业收购创新企业，再在全球范围内扩展创新产品。企业形成的规模效应为产业集群吸纳和配备了关键性资源。

各类知识资源的叠加催生了成为技术支撑的多元化劳动力，带动整个区域知识型经济的发展。埃尔兰根—纽伦堡大学（FAU）有医疗技术中央研究所 ZiMT，是连接研究、教育和产业之间的纽带，由医疗技术领域的 70 多位教授参与领导国家级和国际顶级科研和教学，还设立了知识和技术转换办公室与商界合作，把最新的研究成果快速转变为成熟的新产品和服务，提供包括研究成果如何从大学分离独立的相关咨询和支持服务，及其后专利咨询和管理服务。还有医疗创新营开展开放式创新，让跨学科和跨学院的团队帮助解决问题。团队中医学、医疗技术、卫生经济学、健康促进等相关领域的专业知识集聚。

3. 政府成熟的制度供给：快速的市场准入、平台和展会支持

政府部门通过不同的立法如版权法、专利法、设计法案等，为创新产品和医疗设备提供了受到高度保护的环境，降低了不健康竞争的风险，吸引了外国投资者加入德国医疗技术行业。还采用了项目基金策略，提供不同类型的激励措施，如现金激励和本地、外国投资者降低利率的贷款。

医疗市场高标准的监管规定提高了准入条件，即创新者在初创期会面临各种挑战。Medical Valley 提供医疗器械的审批支持服务，设立与许可认证专业交流区，即医谷风险类医疗器械生产厂商联合会，为审批提供便利。Medical Valley 成立了集群平台，关注几个方面的举措：在新想法的产生、新项目的开发和创业方面提供支持服务；对于创新项目提供研发资助金；推动想法创意的商业化进程；推动跨行业、跨

学科的交流；促进集群平台的学术交流，改善合作文化氛围；重视有思维的人才；支持合作伙伴与国际接轨。当创新过程遇到挑战时，平台可以汇集医疗技术及相关领域的思想提出解决方案。通过展会构建全球影响力。纽伦堡会展中心是世界上15大展览中心之一，总展览面积约160000平方米，每年大约有30000多参展商来到展馆，达140万人次参与。

四、神户医疗产业园

日本阪神大地震后，神户在1998年推出了"神户医疗产业城市"项目，在神户人工岛上建设先进医疗技术的研发据点。20多年来，神户医疗产业集群（KOBE Biomedical Innovation Cluster，KBIC）总投资额高达49亿美元。KBIC包含数十家知名医院，医疗从业人员达到3400人。各类入驻机构达到382家，从业人员1.1万人，其中从事研究的人员2700人，上市产品达到45个。它已经成为日本最大的生物医药产业集群，并在全球具有较大的影响力。

1. 以医疗带动产业发展，基础研究—临床应用—产业化一体化

专业化的医疗机构为新药和创新医疗器械的开发提供应用场景，带动生物医药企业的集聚。KBIC入驻机构类型多样，包含医疗器械、生物制品开发、新药研制、再生医疗技术开发、医药CRO服务、医疗健康服务、大学科研机构、信息技术开发等，学术与产业、基础研究与临床应用相辅相成，交叉融合创新活跃，产学研结合在促进高技术产业加速发展过程中发挥了重要作用。神户医疗产业园的规划，是以基础研究成果作为临床应用而设立的中间机构"先进医疗中心"、以情报中心"神户临床研究情报中心"为开始，以港湾人工岛为中心建设高端医疗技术的研究开发基地，建立了一系列设施，以这些设施为核

心，使相关产业集中起来，形成从基础研究—临床应用—产业化的一体化发展模式。

神户市立医疗中心中央市民医院、神户大学医学院附属医院、国际癌症医疗研究中心、兵库县立儿童医院等数十家医疗机构活跃在创新疗法前沿，为医药企业的研发创新提供最新应用场景。数十家大学和学术团体为产业集群提供基础研究和人力资源。密集的产业要素吸引跨国企业入驻，强生、拜耳、勃林格殷翰等一批跨国企业在此设立分部。

2. 设立公益财团法人 FBRI 的组织机构保障

2000 年，神户市成立公益财团法人——神户医疗产业城市促进组织（Foundation for Biomedical Research and Innovation，FBRI），用于支持 KBIC 的发展，加强研究机构、大学和医疗机构的合作与融合，以开发创新医疗技术。通过先进的临床研究和建设下一代医疗系统，在神户推进生物医学集群的形成。

FBRI 是由 36 家机构联合出资成立的产业基金组织。截至 2021 年，机构人员 290 人，基本财产 12.3 亿日元。其中，理事 14 名、监事 2 名、名誉理事长 1 名、顾问 3 名，2018 年诺贝尔奖得主本庶佑（Tasuku Honjo）担任理事长。FBRI 主要职责包含两大类，一是负责 KBIC 产业集群的规划、宣传、学术合作和各机构的融合发展，以及集群内相关设施的管理与运营；二是开展干细胞和细胞治疗、免疫新药开发、创新医疗器械等前沿生物医药科技的研发与转化。由此，FBRI 成立了四大业务中心，即高级医学研究中心、医学创新促进中心、细胞疗法研发中心和集群推广中心，来承担相应的职责任务。将产业集群的管理和前沿技术的开发统筹在 FBRI 内，是神户医药产业集群的管理特色。

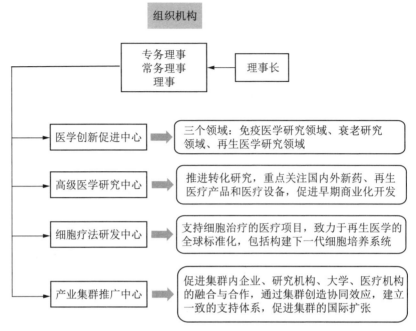

图 1　神户医疗产业城市促进组织 FBRI 的基本架构与职能

KBIC 形成了研发—生产—应用闭环。从基础研究到临床应用以及产业化的环节，入驻企业可以分享 KBIC 丰富的产业资源。同时，FBRI 配备了专业协调员，为入驻企业提供全方位的支撑服务。KBIC 载体空间丰富，为企业提供 17 栋研发和营销办公楼，神户创新实验室（CLIK）、拜耳开放式创新基地为创新提供孵化支撑。

在 KBIC 设立的外资企业可享受神户市、兵库县和日本贸易振兴机构（JETRO）三方的服务支援，包括进驻计划、设立注册、办公设备、企业经营等多个环节。具体支持政策包括 3 个月的免费临时办公室，最长三年最高可达 25% 的办公室租金补贴，最长五年的 1/3 纳税减免，以及 30 万日元 / 人的招纳员工补贴。

3. 宜居的环境和配套设施吸引高端人才集聚

人口稠密、交通便捷、经济发达的关西地区为神户医疗产业集群的发展提供了广阔的市场空间以及人力、物力资源。神户的生活环境也极具竞争力。在宜居城市排行榜中，位居日本本土第一位，位居亚洲第二位，仅次于新加坡。神户为研发和创业人员等高科技人才配套了完善的工作、居住、娱乐环境，为他们的子女配套了完善合理的教育环境。

五、对上海的几点启示

一是，园区演化的路径是"医疗带动产业发展"。在顶尖医学院校、医院附近建设产业园区，引入资本、研发、转化等各类相关企业，促进医生与科研人员之间对接各类服务。创新协作网络涉及产、学、研、医、资等各类要素，促进了医药创新和临床转化。

二是，园区的形成和规模化都有"发展契机"或者"促成因素"。园区创新协作网络在发育中受到地区特有的制度、历史文化及政府行为的影响，具有鲜明的本地化特征。长木医学园区的发展源自于早期集聚了美国的顶级医疗机构，1922年首次注射胰岛素、1960年首次植入心脏起搏器，都发生在长木。德州医学中心的发展得益于"决定性的事件"，即1936年棉花商人安德森陆续出资210万美金建立了基金会，1943年基金会购置130亩土地，指定医院和医疗机构免费获得土地和资金。纽伦堡医谷的形成也是源于医疗器械行业在地方的兴起，1877年西门子医疗企业的前身创立，1895年x射线被发现后，该地域创立了首批影像医学企业。神户医疗产业园的规划建设是因为1995年阪神大地震给神户带来重创，日本希望通过建设神户医疗产业集群尽快救治伤员和恢复产业经济。

三是，"接近临床"的跨学科、跨领域创新协作是发展演化的核心动力。多样化的知识是集群发展轨迹延伸或更新的关键来源。知识驱

243

动的共同演化是集群动态演化的重要机制，是多主体、多因素和多尺度相互作用与相互适应的过程。从基础研究到应用开发的各个环节上，包括物理、化学、生物学、工学、医学、生命科学、材料科学、信息科学等在内的各类学科和研究领域交融合作。医疗机构活跃在创新疗法的最前沿，为医药企业创新研发提供最新的应用场景。交叉融合特性使健康服务业边界不断重塑，创新网络中行为主体关系、创新过程、产业间关系均发生变化。

四是，园区演化的趋势是连片式、产城融合式。园区的发展演化不仅伴随知识创造，还有知识的转移和扩散机制。健康服务业的机构和企业实行连锁化扩张，医疗机构形成大型的医疗集团或战略联盟等，有从园区化点状发展到区域化连片式发展的趋势。

图书在版编目(CIP)数据

健康上海绿皮书. 2023/孙洁主编. —上海：上
海人民出版社，2023
ISBN 978-7-208-18279-0

Ⅰ. ①健… Ⅱ. ①孙… Ⅲ. ①医疗保健事业-研究报
告-上海-2023 Ⅳ. ①R199.2

中国国家版本馆 CIP 数据核字(2023)第 081432 号

责任编辑 罗俊华
封面设计 夏　芳

健康上海绿皮书(2023)
　孙　洁　主编

出　　版　上海人民出版社
　　　　　(201101　上海市闵行区号景路 159 弄 C 座)
发　　行　上海人民出版社发行中心
印　　刷　江阴市机关印刷服务有限公司
开　　本　720×1000　1/16
印　　张　15.75
插　　页　4
字　　数　185,000
版　　次　2023 年 6 月第 1 版
印　　次　2023 年 6 月第 1 次印刷
ISBN 978-7-208-18279-0/R·71
定　　价　78.00 元